異状死

日本人の5人に1人は死んだら警察の世話になる

平野久美子
Hirano Kumiko

小学館新書

はじめに

誰にでも起こりうる!

本書は、「イジョウ死」という聞き慣れない言葉をテーマに、その現状と日本の死因究明のあり方についてレポートしたものである。著者自身が遺族として体験したことをもとに、ごく一般人の目線から、法医学者や在宅医療支援に関わる医師、警察の嘱託医ら、命の最後の現場に関わっている専門家たちに、「なぜ?」「どうして?」と感じた点を解説していただいた。

執筆の動機は、一年の間に私の母が、息子の義父が、いとこのつれあいが、三人とも「イジョウ死」扱いされたことだった。新型コロナウイルスの爆発的感染が上陸した二〇二〇(令和二)年は、私にとって別の意味で〝異常な〟一年になったのである。

「イジョウ死」は、いつ、誰の身にふりかかっても不思議ではないほど日常生活に潜んでいる〝ひとつの死の様態〟だ。病院や自宅で治療中の病気が原因で亡くなった場合との決定的な違いは、警察が介入してくることだ。

ところが、遺族になったらどういう事態が待ち構えているか、警察がやってきて何が起こるのか？　などわからないことだらけで、真っ暗闇を手探りで進むような体験をすることになる。その意味で、恐ろしい犯罪やえん罪とは異質の、ある種の怖さがある。

厚生労働省（以下厚労省と略す）の統計（二〇二一年度）によると、年間死亡者（二〇二一年は約一四五万人）の約三割が病院以外の場所で死亡し、その遺体のうち約十七万体が警察扱いにされている。犯罪に関係のない災害や事故だけでなく、風呂場で溺死したり、感染症にかかって突然死んでしまったり、健康を過信してかかりつけ医をもたずに過ごした末に亡くなったり、デイサービスやショートステイ先の施設での些細《ささい》な事故が原因だったりと「イジョウ死」の範囲はとても広い。

三世代同居家族を描いた山田洋次監督の人情喜劇映画『家族はつらいよ2』（二〇一七年公開）の中でも、俳優の橋爪功が演じる主人公の頑固親父が、偶然再会した学生時代の友人と数十年ぶりに痛飲し、その夜自宅に泊めたところ、翌朝になって友人が亡くなっていることが発覚。家族一同大騒ぎになり、救急隊や警察がやってくるシーンが描かれていた。この映画が示すように自分には関係がないと思っている「イジョウ死」がいきなり我が身にふりかかってくることもあるのだ。

二〇二〇年に母が亡くなった時、その顛末を友人たちに話したところ、我が家でも祖父が、親族が、自分の母も……といった多くの体験談が寄せられた。彼らの言葉はそれこそ堰《せき》を切った濁流のようだった。胸に秘めていた気持ちがほとばしり出た。これほど日常生活に潜んでいる「イジョウ死」なのに、ほとんど語られていない現実。とにかく情報が少なすぎる。

私も、火葬までの間に理解に苦しむことにいくつも遭遇し、ア然、ボウ然の日々を送った。それればかりでなく、自分自身にとっても見過ごせない問題だと気づき始めた。それまでは、「イジョウ死」についてはなんの知識もなく、死因究明とか解剖という単語は、犯罪に限ったことでドラマや小説の中のもの……くらいにしか捉えていなかった。ましてや、日本の死因究明制度はどこかおかしい、などという大それた疑問は思いもつかなかった。

どこか変でしょ、日本の死因究明

取材の過程で浮上してきたもうひとつのテーマ、それは「どこか変でしょ」と、思わず言いたくなる日本の死因究明制度だった。

二〇一〇年代から政府に死因究明の委員会が作られ、そうそうたる専門家が集まり制度改善や整備を試みているが、専門性が高いせいか一般国民からは遠い存在になっている。死者の尊厳や公衆衛生にも関わる大切な議論がこの国では広く知らされているとは思えない。そのせいもあって、目前に迫っている多死社会において、政府が進める在宅医療推進政策のことを聞いても、「平穏な在宅死」というものがほんとうに可能かと不安を抱いてしまったりする。

本書の第一章、第三章、第五章は、著者自身が遺族として体験した中で、大いに感じた疑問や違和感をもとに記してある。

第二章では「イジョウ死」の正体を、第四章では、「なるべくなら、警察の世話にならずに自宅で死にたい」という願いを中心にまとめた。そのためにどう備えればよいのかを専門家に取材した。相続やら葬儀やら、せっかく念入りな終活をしても、警察の介入などで家族を煩わせてしまっては身も蓋もない。生きていれば、誰もが憲法で人権や幸福権の追求を保証されているけれど、死んだとたんに〝尊厳よ、さようなら〟、では情けないし、やるせない。

そうならないためには、元気なうちから日本式の死因究明の現状に関心を抱くほうがいいと思い至り、第六章は死因究明の話にシフトした。死因が記載された死亡診断書や死体検案書は、国勢調査のデータとして使われるから、日本人の死因統計がゆがんだものにならないようにしなければいけない。信頼できるシステムがなければ、他の統計同様に国の政策づくりの基礎データとして役に立たない。

「日本も死因究明の先進国を見習って、イジョウ死の解剖を増やすほうがよい」という意見がある一方、「いや、日本人の精神風土からみてもそれは無理だ。第一、人材も予算もないないづくしではないか」という意見も多い。さまざまの議論が活発に行われている中、第七章では、日本の死因究明制度があまねく平等に行き渡るための構想や試みを紹介している。本書で記したことを他人事《ひとごと》と思わずに、最後までお読みいただければとても嬉しく、有り難い。

なお本書では「看取《みと》り」をあえて「診取《みと》り」と表現している箇所がある。原則として「かかりつけ医による死後診断」を経て、死亡診断書を発行してもらうほうが、死者にとっても遺族にとっても望ましいと思えるからだ。「診取り」という言葉が一般に広まれば、〝死んでこそかかりつけ医に診てほしい〟という意味も願いも、理解が進むのではないだろうか。

異状死

目次

第一章

父が、母が、「イジョウ死」扱いに

老衰なのにどうして？

その日も早朝から、リネンのカーテンを突き刺して季節外れの太陽光が部屋に射し込んでいた。枕元の携帯電話で時間を確かめるとまだ五時過ぎ。今日は秋分の日なのにいつまで残暑は続くのだろう……まだ、だいぶ早いが洗面所で身支度を調えようとした時、ふと、二階の父の様子が気になった。どう説明してよいかわからないけれど、なんだかいつもと違う気配を感じた。そこで、二階の寝室へ父の様子を見に行ったところ、すでに東側から陽が射し込んでいる中、妙に空気がこわばって扇風機のモーター音だけが響いていた。もしやと思って父に声をかけたが反応がない。眠ったままことされているように見えた。私は急いで階下に降りて、１１９番通報をした。

父が東京・世田谷区の自宅で亡くなった二〇一〇年九月二十三日は、こうして始まった。

通報してから十分もたたないうちに救急隊員が到着。彼らは折りたたみ式のストレッチャーを抱えて階段を駆け上がって行った。階下で息を潜めて待っていた私と母に、救急隊員が二階から降りてきてこう告げた。

「ご愁傷様です。これから警察が来ますので、ご家族の方は出かけずに待機していてください」

警察が来る？　何のために？　何も知識がなかった私はその意味がわからなかった。

父は七月来の猛暑をきっかけに体調を崩し、それこそ植物が朽ちていくような亡くなり方をした。しかも自室のベッドで本人の望む通り、眠るがごとく静かに大往生を遂げたのだ。その証拠に、長患いの果てのやつれた表情とはまったく別の、平穏な微笑みを浮かべてあの世へ旅立った。それなのになぜ警察が？　犯罪や事件とは無関係なのに……。

すると「お父さんはイジョウ死扱いになります」ときた。

この時に初めて「イジョウ死」という言葉を耳にしたのだが、その瞬間、「異常」というふた文字が頭に浮かんだ。なぜそんな言い方をされなければならないのか？　母と私は思わず顔を見合わせた。

救急隊員は手持ちの書類に何やら書き込みしながら、こう念を押す。

「お父さんはお医者さんにかかっていなかった、間違いないですね？」

「はい。今まで病気ひとつしたことのない主人でしたし……」

戸惑いながら答える母に、救急隊員がさとすような調子で説明してくれた。

「病院以外でお亡くなりになって、かかりつけのお医者さんがいない場合はイジョウ死扱いになるんですよ」

救急隊員を見送ったあとで私は自室へ戻り、パソコンを開いて「自宅、医者いない、イジョウ死」と三つの検索ワードを入れてみた。警察がやってくる前に多少の知識が欲しかった。すると、たちどころに関連のあるＵＲＬが出てきて、太い書体で「異状死」という漢字が目に飛び込んできた。その意味は「明らかな病死以外の全ての死」とか「診断されている病気で亡くなる以外の死」とかいろいろな説明があり、葬儀社のホームページには「病院以外で亡くなること」と簡単に記したものもあった。

そういうことなのか……。

それにしても、耳から「イジョウ死」と聞けば誰だって「異常＝アブノーマル」を想像し、「異状」という漢字がすぐに浮かぶ人はほとんどいないだろう。もちろんいい気分はしない。ネットから得た情報によれば、何らかの病気になって医療施設で治療している最中に死亡するのが普通の「正状死」であるらしい。それ以外はみんな「異なる状態での死」、つまり異状な死となる。せっかくの父のおめでたい大往生が、この耳障りな「イジョウ死」という言葉でくくられてしまったことに、私は納得がいかなかった。

警察と監察医の世話になる

死亡推定時刻については、九月二十三日の午前二時過ぎだと、後から監察医が教えてくれた。父がこときれたその時間、階下で寝ていた私も庭の奥の離れで書道展への作品づくりに没頭していた母も、まったく気づかなかった。母は父の遺体を前に半ば感心、半ば悟ったような表情で言い切った。

「ご自分の好きなように旅立ったんですもの、お幸せだわねぇ」

父に生き返ってくれ、と懇願するように階下から遠吠えを繰り返している飼い犬のほうがよっぽど悲嘆に暮れている。私は母の横顔を盗み見しながらそう思ったものだ。

救急隊が引き揚げると、すぐに所轄の警察署のパトカーが二台やってきて、横浜から駆けつけた私の妹も交えて、亡くなるまでの経過や発見時の状況を警察に聴取された。私、妹、母の三人は父の亡くなる前の様子や、ここ数ヶ月の体調のこと、生命保険に入っているかどうかを聞かれた。警察官が検視の時に見つけたという太ももの古い傷や脇腹のアザについては、ひとりひとり別々に念入りに質問された。

古い傷は、学徒出陣で中支（中国の漢口。現在の武漢付近）の前線に送られた時、工兵訓練の際に怪我をしたものだと何度も聞かされていたし、脇腹のアザは夏前に飼い犬のリキュウを散歩に連れ出した時、犬が急に父を引っ張ったので駐車してあった車のサイドミラーにぶつかってできたものだった。警察は私たち三人の説明が一致したことで納得したのだろう、事情聴取は一時間半ほどで終わった。

「気を悪くされると困りますが、ＤＶ（家庭内暴力）という線も確認しないとなりませんのでね」

刑事さんたちは私たちをねぎらいながらこう言い添えた。彼らはいったん引き揚げたが、午後になってから文京区大塚にある東京都監察医務院（註・二十三区内で発生した、すべての異状死の究明にあたる機関）から、監察医（註・監察医制度のある自治体の知事によって任命された行政解剖を行う医師。監察医制度の説明は第六章参照）と助手らが我が家までやってきたので、警察も検案に立ち会うために戻ってきた。この時は、私たちがインターネットで探した葬儀社からもスタッフが来て、待機していたように記憶している。

監察医は三十分ほどで検案を済ませると「死因は老衰ですね」と言って、検案書（死亡診断書）をその場で発行してくれた。彼らは手際よく仕事を済ませると、「お代は不要です、ご愁傷様」と私たちに一礼して帰っていった。もっともこの時はなぜ「お代は不要」と言われたのかわからなかったのだが……。

健康過信があだになった

今になってあの夏を振り返ると、やはり異常気象の始まりだったと言わざるを得ない。七月に入ったとたんに熱帯夜が続き、八月の史上最高気温を各地で記録した。三十五度以上の猛暑日が十月に入ってもなかなか収まらなかった。熱中症にかかって救急搬送される人が一日あたり二百人、三百人にも上ったと報道で伝えられ、その多くはお年寄りや小さな子供だった。

父もおそらく酷暑にやられて体力を一気に奪われたのだろう。六月までは運動を兼ねて近所に買い物に出かけて夕食の支度をしてくれたり、自転車に乗ってなじみの蕎麦屋に通うなどして何事もなく過ごしていたのだが、七月に入って気温がぐんぐん上昇を始めたとたんに体調不良を訴えるようになった。それもそのはず。どんなに冷房をつけるよう説得しても、「このほうがよいのだ」と言って窓を開けて風を入れ、扇風機を回し、庭に打ち水をし、うちわで暑さをしのいでいた。

八月も終わる頃になると全身のだるさや食欲不振を訴え、好物の鯛茶漬けも残すようになった。そのうち自室のベッドで一日中うとうととしている時間が長くなって、声をかけてもほとんど会話をしなくなった。本来ならこの時点で医者を呼ぶべきだったろうが、頑固な父は、「医者なんか必要ない」と往診を拒否しつづけた。普通は、具合が悪くなれば医師の往診も素直に受け入れるのに、父はなぜか「このままでいい」を最後まで繰り返した。その意思に逆らってでも医師の往診を頼んでいれば、異状死扱いにはならなかったのに。それとも本人は、自分の死期をすでに予感していたのだろうか?

父の言葉を真に受けて、お彼岸が過ぎて涼しくなれば回復してくれるだろうと考えてしまった私は、症状の把握がまったくできていなかった。そして九月に突入。明らかに体力が低下し意識が時々とんでしまい、学徒出陣で徴兵された頃を思い出しているかのようなうわごとを言ったり、幼い頃に死別した母親の夢を見たと話したりした。さすがに私たちも心配になって、父に内緒で近くの開業医に相談に行き往診の予約を取った。秋分が近いというのに暑さは相変わらずだったので、クーラーのある部屋への強制移動を執行することも決めた。ところがその二日後、往診を頼んだ当日の朝に亡くなってしまった。

幼少時の一九二八（昭和三）年からずっと住み続けた都内世田谷区の自宅で、八十八歳の生涯を閉じるまでの約一ヶ月間、私は不慣れで不器用ながら父の世話をした。そこでつくづく感じたのは、老衰とはこんなに安らかに生を終えられるものかということだった。たとえが悪くて父には申し訳ないけれど、植物や動物の死にゆく姿とさほど変わらない。それほど自然に命が枯れていくことを実感した。

亡くなった朝、枕元で父の表情をしげしげと見つめたけれど、苦悶《くもん》の表情などまったくなく、幼い頃に死別した母親に出会ったような満足あふれる微笑みを浮かべていた。介護保険制度もいっさい使わなかった。日頃から自活精神に富み、人に迷惑を掛けることを嫌った、いかにも父らしい旅立ちだった。

こうした家族の感慨とはうらはらに警察が駆けつけ、思わぬ事態へと急転したのは、医師へつなぐタイミングを見誤ったことのほか、父親自身の健康への過信が原因であったように思う。

終活とのアンバランス

父は、役員を務めていた大手企業の系列会社を七十歳で辞めてからは、週末に同僚たちと出かけていたゴルフからも遠ざかり、一日の時間をもてあましながら過ごしていた。戦時中に培った滅私奉公の精神や忠義心を、そのまま会社に傾注して五十数年。日本の高度成長を牽引してきた世代だ。単身赴任の期間も長かったので家庭団らんの場にもいないことが多く、私は父と腹をわって話すこともなかった。というのも、戦後大きく変わった価値観や教育に違和感を覚えていたのだろう。特に戦争体験については、多くを語らぬままだった。

父の死後しばらくしてから、生まれ育った世田谷区から私と母は横浜市へと引っ越した。四代分の家族の営みが濃厚に漂う家。世代ごとにため込んだ家財道具。それらを始末するかたわら、遺品整理のために父の書斎に入った時、父は生前、自分の死を予感していたに違いないと思わずにいられなかった。机や棚の引き出しを開けた私は目を疑った。中身はほとんどがカラになっていたのだ。

若い頃から几帳面な性格の父は、筆記道具をすべて相応の大きさの手作りのケースに入れて机の引き出しに収め、鉛筆類は常に先を尖らせて削ったものを濃淡別に分けて置いていた。趣味の日曜大工の道具類はそれこそ職人さんもほれぼれするほどよく手入れし、ていねいに用途別に小引き出しや棚に収めてあった。不器用で道具に不慣れな娘たちが使いやすいようにと、長年愛用していた大工道具はさらに用途を細かく分けて、プラスとマイナスのドライバーはサイズごとに、電気器具の修理の時はこれ、固いものをこじあけたい時はこの道具などと整頓してあった。本棚も私や母のように雑然と積み重ねたり突っ込んだりするのとは違い、大きさや厚さやテーマごとに図書館のように並んでいた。会社員時代の同僚との写真、出張先のスナップ、日曜ごとに出かけていたゴルフ場での数々の思い出もすべて処分されていて、幼い頃の家族写真もアルバム一冊にまとめられていた。趣味で続けていた料理のスナップから選んだものだけが、年代別に整理してあった。日記や小遺い帳など、備忘録のたぐいはいっさいなくなっていた。

ここまでしっかりと終活もしていたのに、父は異状死扱いとなって警察が介入し、家族は事情聴取を受けた。自分のプライベートな品物をほとんど整理しつくして〝飛ぶ鳥跡を濁さず〟の諺《ことわざ》どおり、あの世へ身軽に旅立った父と、異状死扱いになったために立ち入った事情まで聴取されて慌てふためく妻と娘たち。父の魂は地上を見下ろして「あ〜、やだやだ」と愚痴ったことだろう。あの日を思い出すたびに、父の見事な終活とのアンバランスな対比が、私の心を騒がせる。

ひな祭り。母との別れ

それからちょうど十年後の二〇二〇年。世の中が新型コロナウイルス感染症に身構え始めた三月九日に、母がショートステイ先の施設で誤嚥《ごえん》を起こし、救急搬送先の神奈川県横浜市立市民病院で死亡宣告をされた。九十四歳だった。父とは息を引き取った場所も状況もまったく違うのだが、母も突然死だったので異状死扱いとなった。まさか両親が二人揃って警察のお世話になるとは……私も妹もとうてい考えつかなかった。

母の訃報に呆然とした私たちに、さらに追い打ちをかけたのが、自治体によって驚くほど違う異状死への対応だった。都内世田谷区と横浜市ではこれほどの格差があるとは想像もしなかった。私がどんなことに驚愕し、どんなふうに考え込んでしまったかを、順序立てて説明したい。

*

亡くなる約半年前の二〇一九年秋。母は自宅のベッドから立ち上がる際につまずいて転倒した。肩から落下したのか、右の上腕部を骨折してしまった。その日から母の生活は一変した。それまでは年齢相応の認知症（本人は決して認めず、健忘症くらいに思っていた）以外病気らしい病気もなく、「せっかくなら百歳まで生きてみたい」と、冗談とも本気ともつかぬ調子で話しながら、書道の作品づくりに精を出し、友人たちと展覧会や食事に出かけ、老眼鏡もなしに読書を続け、それこそ趣味三昧の毎日を送っていた。前年まではまだ気力が旺盛で、「私にはやりたいことが山のようにあるの、デイサービスなんて行ってられないのよ、時間がもったいなくて！」というのが口癖で、ほとほと手を焼いた。いったんデイサービスに出かけてしまえば優等生となってなごやかに過ごしていたようだが、いつも帰宅するなり「今日でおしまい。もう行きませんからね」と宣言したものだ。

ところが、全治五ヶ月という上腕骨折により食事や洋服の着替えや入浴が不自由になり、一気に要介護度「４」に認定されてからは本人が白旗をあげた。

皮肉なことに怪我の原因は、ケアマネージャーらの勧めによって導入した電動式マルチなんとか、という最新式ベッドであった。介護の度合いが上がるだろう今後を見据えて、引っ越しの前からずっと使っていたシングルベッドよりも、先端技術を搭載したベッドに早めに慣れておいたほうがいいという親切心があだになった。替えてから一週間も経たないうちに慣れないベッドが原因で転倒してしまったのである。

そのため子供の頃から続けてきた生き甲斐の書道が思うようにできなくなり、左手で小筆を持っては「やっぱり力が入らなくてだめねえ」とため息をつくようになった。この頃から、母の中で何かが音を立てて崩れだし、前向きの気力が萎《な》えてきたような気がする。右腕をかばいながらの生活になったために活動量も低下してきて、書道の参考書や中国古典の愛読書を広げたまま、うつらうつらする時間が増えた。それればかりではない。怪我をした右半身をかばって歩くせいかつまずきやすくなり、室内でも危なっかしくて目を離せない状況になった。その激変ぶりは痛々しいほどだった。

そんな母を二〇二〇年三月三日に、二週間ほどの滞在予定でショートステイ先に連れて行った。ホールには、私たちが小さい頃に毎年飾っていたものとほぼ同サイズの六段構えのおひな様が春の到来を告げていた。そう、あの日はひな祭りだったのだ。ひな飾りをめざとく見つけた母は小さく「あらっ」と歓声をあげて、施設側が用意してくれた車椅子をそばへ動かすよう私に頼んだ。

「やっぱりおひな様はいいわね。来年はうちでも飾りましょうよ」

と私に言う。

沖縄では、満九十六歳になると誰もが子供に還ると信じられ、お年寄りにかざぐるま(カジマヤー)をプレゼントして長寿を祝う習慣がある。母はまだその年齢に達していなかったけれど、おひな様を見つめる様子は遠い日の表情に戻ったように思えた。ふんわりとはおっていたモヘアのまっ白い大きめのカーディガンと手編みの白い帽子という装いのせいか、母は白いおくるみに包まれたように見えて、よけいに童女っぽく感じられた。

「うちのおひな様もトランクルームにしまいっぱなしじゃかわいそうね。帰ったら、どんな状態か見ておこうかな」

そう返事をしながら、ふいに子供時代のときめきが突き上げてきた。ひな祭りが過ぎてもかまわない、ショートステイから戻ってきた母を懐かしいおひな様で迎えてあげよう。珍しく母の気持ちを愛おしく思った私はそう決心した。

「あら、もう行くの？　気をつけて帰ってよ。一歩外に出たら危ないことがいっぱいだから心配だわ」

いつまでも子供扱いする母に生返事をしながら玄関を出る時に振り返ると、いつもの柔らかな表情で左手を振っている。それが生前の母の最後の姿となった。

「心肺停止」との宣告

ひな祭りから六日後の二〇二〇年三月九日。私は知り合いの書家の個展に出かけていた。冷たい雨が降り続いた前の日とはうってかわり、柔らかな春の陽光が大きなガラス窓を通してギャラリーにあふれていた。新型コロナウイルスの感染拡大が連日報道されてはいたものの、この頃はまだ三密回避やマスク着用といった新しい生活様式は徹底されていなかった。

展示作品はどれも内外の名文や印象的な文言を、自由自在な書体で絵画のように墨を運んでいる。同じ書道でも和漢の伝統書法を重んじる母の作品とはまったく違う世界だ。和紙に墨で書かれたジョン・レノンの『イマジン』の詩の上で、メロディーが躍動していた。

その時、携帯電話の着信音が響いた。あわててバッグの中をまさぐる。

発信先は母がお世話になっている施設だった。画面に十二時十六分と表示されていた。

スタッフからかかってくる連絡のほとんどは、「持参の薬が足りなくなったので、こちらに用意してあるものを使用してかまわないか」といった確認の類《たぐ》いが多かったので、またいつものことだろうと思って耳にあてると、押し殺したような小さな声がこう言う。

「お母様に異変が起きまして……今、救急車を待っているところです」

「えっ？」

「救急車が来たら詳しくご報告しますので」

通話はそこでぷつっと切れた。

母に緊急事態が起きたことはわかったが、いまひとつ要領を得ない。施設内で転倒でもしたのだろうか？　いや、それにしては報告の仕方がふだんと違う。

私はいったんギャラリーの外に出て妹に連絡を試みたが、こういう時に限って応答がない。ＬＩＮＥにメッセージを残してからショートステイ先の施設に連絡してみると、別の職員が応答して今さっき救急搬送されたとのこと。「詳しいことは病院から連絡が行くはずだから少し待ってほしい」と告げられた。

十二時五十分過ぎに携帯電話の着信音が再び鳴った。

「娘さんですね？」

横浜市立市民病院の救急救命医療担当と名乗る男性医師はそう切りだした。

――はい、そうです。

「すぐ病院へ来てもらえますか？」

――母はどんな状態なんですか？

「心肺停止です」

――はぁ？

何が起きても驚かない？

「心臓の蘇生を試みているのですが非常に難しい。もしご家族がどうしてもとおっしゃるならアドレナリンとか人工心肺装置とかいくつか手段は残っていますが、ご高齢なので見込みはほとんどないと思ってください。これ以上の心臓マッサージも難しい状態ですし、電気ショックもご高齢ですからやりたくない。ご本人が苦しむだけなら自然の成り行きにまかせたほうがよいと思いますが、どうしますか？　蘇生努力を続けますか？」

日頃からよけいな延命処置は不要と本人は繰り返していたので、私は即座にこう返答した。

――見込みがないなら苦しい思いをさせないでください。すぐにそちらへ伺いますから。

こうして私は主催者に早めの退出を詫び、駅まで全速力で走った。この日に限って履き慣れないパンプスを選んだことを後悔しながら。頭の中をぐるぐるまわるのは、日頃からの母の口癖だった。

「こんなに長生きをしたのだから、いつ何が起こっても誰も驚かないわね」

幼少期には病弱で医者通いばかりだったのに、九十代まで生きられたことを奇跡でもあるかのように思っていた母は、自分にいつ何が起きても驚かないようにと、周囲に約束をさせていた。だから「いつ何が起きても驚かない」は、我が家の合い言葉のようになっていた。そのせいでもないだろうが、最寄り駅に着いた頃には、心肺停止だという病院からの一報が他人事のように思われた。電車を待つ間、もしかすると病院からの連絡は間違い電話だったかもしれない、などと、奇妙な余裕さえ生まれていた。

それにしても、母はなぜ心肺停止になったんだ？

「申し訳ありません」と言われても

電車を乗り継いで横浜駅へ向かい、西口のロータリーからタクシーに乗りこんで運転手さんに早口で伝えた。

——市民病院まで。急いでお願いします。

「と言われてもねえ、この時間、道路がけっこう混んでるんですよ」

初老の運転手は間延びした調子で答える。それを聞いて私は、自分に言い聞かせた。そうだ、母が死にそうなんだ。そこで、相手にプレッシャーをかけるような低い声でこう言った。

――親の死に目に会えるか会えないかの瀬戸際なんです。一分でも早く行ってくださいません？

すると運転手は私をバックミラーでちらっと盗み見して、いきなりアクセルをぐいと踏み込んだ。

到着するまで生きていてくれるのだろうか？　植物状態になってしまっているのか？　もう話はできないのか？　さまざまなシチュエーションを考えているうちにタクシーは病院の正面玄関へ到着した。十三時四十二分だった。

救急外来の窓口で名前を告げると、待ち構えていた看護師が「こちらです！」と緊張した声で先導してくれて、二階の救命室へ上がる。ベビーグリーンのカーテンで仕切られた待合室には黒い長椅子が置いてあり、すでに二名の施設職員が待っていた。私の顔を見るなり椅子から立ち上がり、頭を下げて「申し訳ありません」「ほんとうにすみません」と身体を二つに折る。

若いスタッフとその上司らしい二人は、私の顔を正面から見ようともせずにピンクのエプロンの前で手を組み、硬くなってうなだれている。彼らも動揺するのはわかるけれど、この場でいまさら平謝りして何になるのだろうか。それよりも肝心のことが知りたい。

――いったい、何が起こったんですか？

取材するような調子でこう聞いた。不思議なことに感情の高ぶりもないし、涙もこみあげてこない。すると、一人が小さな声で答えた。

「お食事の時、おかずが詰まって……」

――おかずが詰まる？　きざみ食でお願いしていたのに？

「ええ、そうなんですが……申し訳ありません」

うつむいたままの職員たち。詫びの言葉しか出てこないところをみると、もう母は亡くなったに違いない。直感的にそう感じた。平身低頭の謝罪をして遺族の感情を逆なでしないようにというマニュアル通りの対応なのかもしれない。救急医と会う前に施設で起きたことを把握しておきたいのに彼らの応対はもどかしく、結局、担当医から名前を呼ばれるのを待つしかなかった。そこで妹に再度連絡を取り、大至急病院へ来るよう伝えた。

ちょっとしたタイミングのずれ

ようやく若い痩身《そうしん》の救命医が現れて、私だけ救命室の中へと案内された。機能最優先のその部屋は、白い壁とベビーグリーンのカーテンとのツートンカラーで整えられ、あちこちに置いてある医療機器からは緑や赤のデジタル信号が静かに光っている。奥のほうを見ると旧式のパソコンのような機械の脇にストレッチャーがあり、母が横たわっていた。口元に酸素吸入の管がまだ白いテープで留めてある。

救命医は、まず脇のデスクに私を促して心肺停止後に撮影したＣＴ画像をモニターに映し出しながら、救急搬送からの経過をざっと説明してくれた。後からわかったのだが、これが最近普及している死後画像診断＝ＡＩ《エーアイ》（Autopsy imaging）だった。死因究明の手段として解剖に代わるものではないが、解剖のように遺体に傷がつかず、短時間で結果がわかるため遺族にも受け入れられやすい。そのためＣＴやＭＲＩを使っての死後画像診断は、多くの病院で取り入れられている。

それによると、病院に到着したのが十二時四十二分。救急車内で隊員が気道に詰まった異物を取り除いたので、到着時には心臓は動き出していた。そこで、アドレナリンを打ち心臓マッサージをしたところ鼓動にリズムは出てきたものの、血圧が四十から三十に下がってしまい、脳に酸素や栄養が行き渡らない状態に陥った。そのため再び心臓が止まって心肺停止となり、蘇生が難しい状態となったそうだ。

「これ以上の蘇生努力が難しいと判断したところでご連絡をしたわけです」

そう言いながら医師はパソコン画面内の画像を指さす。

「ここ、わかりますか？　うっすらと影がありますね」

肺の一部にもらもらとした水蒸気のような白く淡い影が見える。それは「異物が気道から入ったことによる炎症だろう」と医師は言葉を続ける。

——これが誤嚥の証拠なんですか？

こう問う私に「断定はできませんけれど」と前置きした上で、説明を続ける。

「今まで誤嚥を一度も起こしたことがなくても、飲み込む時のちょっとしたタイミングが狂えば気道のほうに異物が入ってしまうんですよ。特にお年寄りはタイミングのずれを起こしやすい。だから唾液でも誤嚥は起こります」

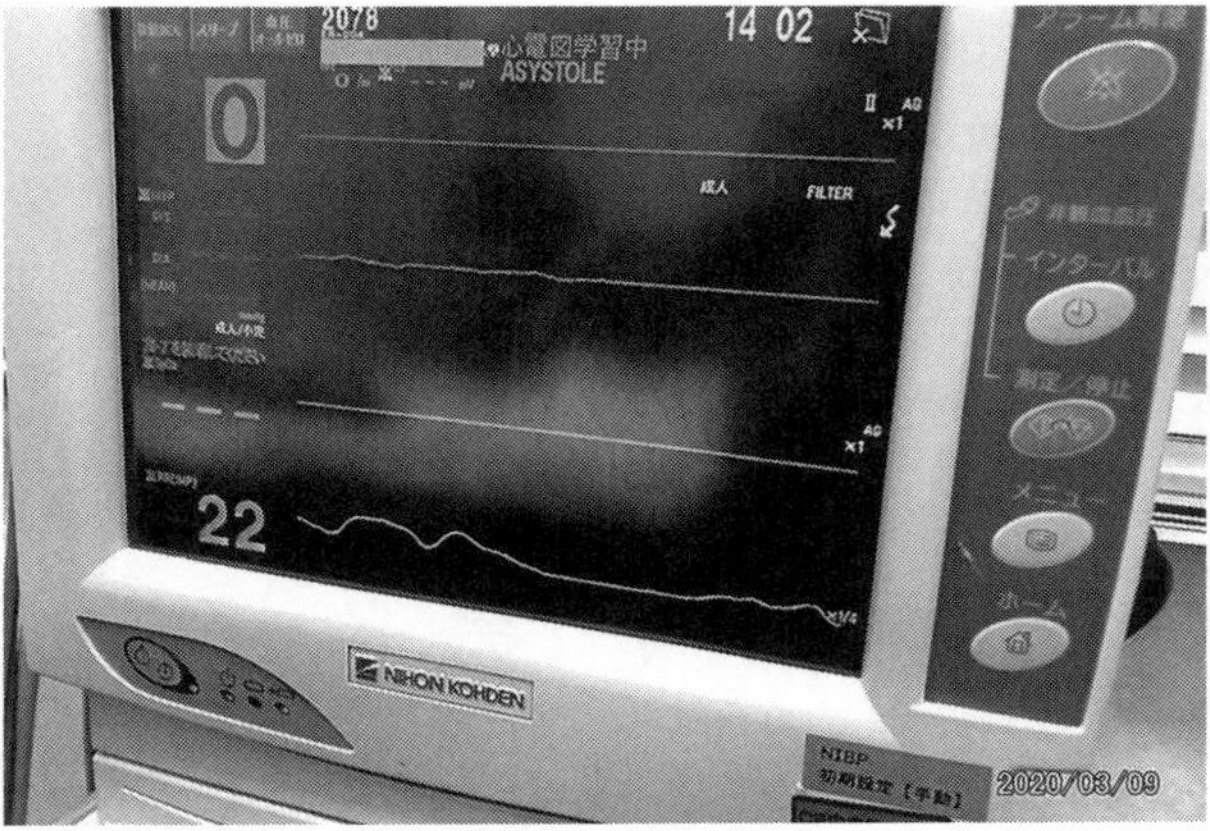

心肺停止状態が続くと、心臓の鼓動も脳波もフラットになる

〝ちょっとしたタイミングのずれ〟――この言葉が私をえぐる。亡くなるその日の朝だって、母はいつものようにカプセル薬や粉薬を問題なく服用していただろうに。つい二ヶ月ほど前のお正月にお雑煮や好物の餅菓子を普通に味わっていたし、今までむせたりしたことはほとんどなかったのに。それでも医師は、高齢者の誤嚥の危険性を指摘し、「いつでも誰にでも起こりうる」と指摘する。私は少し離れた場所から母の蒼白な顔色を眺め、〝ちょっとしたタイミングのずれ〟が起きたことを認めざるを得なかった。

　ストレッチャーの上で横たわったままの母よ、私たちの会話が少しでも聞こえているなら、ほんの二時間ほど前に何が起きたのかを自分の言葉で話してほしい。そのように心の中で語りかけ母をじっと見たけれど、あの柔らかくて、のんきな話しぶりはもう二度と私の耳に届いてこない。

母の死を確認する

妹が到着すると、医師は私たちを母が横たわるストレッチャーのそばへと促した。医療器具のモニターに映る緑色の平坦な線が、母の死を如実に物語っていた。

救急車到着時にすでに心肺停止になっていても、救命医らは生存の可能性があるという前提で治療を続ける。その甲斐もなく命が絶えてしまったら遺族の到着を待って死亡を確認させ、その上で死亡時刻を決める。人間の死に対してはそれだけ慎重な判断が求められている。

「これが脳で、こっちが心臓ですが、どちらも反応していませんね」

医師がモニターに映る心電図や脳波の平坦なグラフを指しながらそう説明し、次に小さな懐中電灯を母の瞳にかざす。

「瞳孔が光に反射をしていないこと、わかりますか？　これは脳の機能が失われたことを示しています」

　呼吸をつかさどる肺、酸素を全身に送る心臓、そして生物学的な働きの司令塔である脳、この三つが不可逆的に停止してしまった時点でヒトの死が宣言される。蘇生処置を施したけれど見込みがないと私に連絡が来たのは十二時五十分頃。それから一時間以上経った二〇二〇年三月九日十四時八分。医師は肺と心臓と脳の三つの停止状態を娘たちに確認させたところで、正式に母の死を宣告した。

「死亡確認をしていただいた時点が死亡時刻ということになります。よろしいですね？」

　このひとことで、母はこの世の人ではなくなった。いつのまにか救急救命室には看護師らが一列に並び、医師とともに「ご愁傷様」と頭をたれた。

　しかし私は、このあまりに医学的で無機的な生命の終息宣言に、内心反発を感じた。なぜなら、解剖学的、生物学的な母の命は途絶えたかもしれないが、別な面から見た命、言ってみれば彼女が二時間ほど前まで営みを続けていた生活者としての命、さらに言えば、とうとうとした時間の流れによって持続していた人生というストーリー性のある命が、そんな即物的な解釈ですべて否定されてしまうものなのか。目前の厳然とした事実を受け入れたくないという気持ちのせいか、死の宣告という非情さのせいか、割り切れない感情に溺れた。

　母の遺体から抜け出した魂が、ストレッチャーに横たわっている自身を見下ろして、「私はどうして死んだのかしら？　お食事が詰まったせい？　死因はなんて書いてあるの？」と私たちに尋ねているような錯覚に襲われた。どんな時でも好奇心いっぱいの性格だった母。突然の死亡宣告を受けて一番割り切れない気分を抱いているのは、「何があっても驚かない」と我々に約束させた彼女自身のはずだ。

　これから遺体の処置をするために霊安室に母を移す作業に入るというので、それを見送りながら、ヒトはこんなにもあっけなく死んでしまうのかと、全身に脱力感が広がっていくのを止められなかった。

　しばらくすると、看護師が現れて別室へ移った母のもとへ案内された。病院での最期のお別れということらしい。二十畳ほどの広い部屋は温度が低く、深海の底に沈んだような静謐《せいひつ》さが満ちていて、現実離れした雰囲気さえあった。白い厚めの防水シーツにくるまれて横たわっている母を見て、三月三日の残像が重なった。あの時、母は白いモヘアのふわふわのカーディガンを着て白いニット帽をかぶっていたせいか、白いおくるみに包まれた幼女のように見えた。それが今日は同じ白色とはいえ、ごわごわのシーツに頭からつま先までくるまれている。

さぞ着心地が悪いだろうに、と思って襟元を整える。素肌はまだほのかに温かく、息絶えてからまだ二時間も経っていないので死後硬直も始まっていない。マシュマロみたいに柔らかな頬をなでると、いくつもの新しいあざができていた。蘇生処置をする時に強く器具を当てたり押したりしたために付いたのだろう。母に命があれば気にして、きっと愛用の化粧品『カバーマーク』を取り出して身繕いをするだろうに。

警察がやってきた

ようやく仕事先から駆けつけた義弟や二人の孫も、あまりに突然のことで半分理解できぬまま遺体と対面した。その最中だったろうか、呼ばれて廊下へ出ると、「神奈川県警察ＰＯＬＩＣＥ」と背中に染め抜いた紺色のジャンパーに身を包んだ所轄の警察署と県警本部から刑事ら数名が待機していた。

「事情聴取を行いたいので、ご家族はそろそろ外へ出ていただけますか?」

こうして私と妹が部屋の前の長椅子で事情聴取を受けることになった。時計を見たら十五時六分だった。

異状死扱いとなった場合、遺族にとって煩わしいのがこの警察からの事情聴取である。事情聴取は拒否できないと聞いていたので仕方ないけれど、正直言ってあまり気分のいいものではない。なぜなら死因究明というよりも犯罪性があるかないかという捜査の一環として行われるからだ。そこは警察もわかっていて、始める前には必ず手順を示したパンフレットを渡して、配慮の言葉をかけてくれる。

「事情聴取はですね、事件性があるかないかという点を、念のために調べるためのものですから、形式的なものだと思ってよろしくご協力願いますね」

遺族の対応には強面《こわもて》の刑事よりも庶民的で人当たりのよいキャラクターが選ばれるようだ。名刺を差し出した刑事さんも町内会の世話役といった雰囲気のベテランだった。

まず私たちと母の個人情報、それから次にここ数ヶ月ほどの生活状況や母の体調のこと、既往症の有無、生前の趣味やキャリア、そしてショートステイの使用状況を細かく質問された。口調からは遺族への気遣いが感じられるのだが、母の受け取っている年金額、貯金残高、金融資産、保険加入の有無などを容赦なく聞かれて次第にうんざりしてきた。

——年金額？　母の死と何か関係があるんでしょうか？

「事件性の観点からもいちおうお聞きしませんとね。万が一のことがあると困りますから」

——万が一って、例えばどういうことでしょうか？

「主に保険金関係ですけれどね」

やっぱりそうなのか。高額な生命保険に加入していたりすると、警察はとても敏感になる。今回は父の時と違って被疑者のような気分を味わうことはないだろうが、ショートステイ先での思いがけない死は、死因によって保険金が出たり出なかったり、倍額になったりということは聞いたことがある。ただ、母はそもそも生命保険には入っていなかったので、保険や貯蓄額に対する質問はこれきりで済んだ。

最期の親不孝

死因については、救急隊員や救命にあたった医師、そして施設側の証言が誤嚥による窒息死という点で一致しているので、私たちへの事情聴取は小一時間で終わった。それから施設職員への事情聴取が行われ、その後に検視。さらに誤嚥が起きた状況を確認するために、施設へ出向いて現場検証をするという。

ベテランの刑事さんからは、目視によって遺体の状況を確認して事件性の有無や身元を調べる「検視」の説明があった。救急医の立ち会いのもとに検視を担当できるのは刑事部に所属して十年以上の捜査経験を持ち、警察大学校で法医学を修了していること、警部以上の階級を有する者、殺人や強盗などの凶悪事件の捜査経験が一定以上ある者、という犯罪究明のプロなのだという。そうでなければ、外観を見ただけで事件性があるかないかの判断などできるはずがない。解剖をせずに眺めるだけで死因を特定することは、神業に近いのではないだろうか。

私たちへの事情聴取が終わるのを見計らったように、廊下の向こうから「鑑識課　神奈川県警察」のジャンパーを着込み、編み上げのブーツを履いた数名がこちらへ向かって歩いてきた。

「あ、こっち、こっち」

担当の刑事さんは、鑑識課のジャンパーを着た数名を室内へと促した。今時珍しいフラッシュ付きの一眼レフの大きなカメラや踏み台、記録帳などの機材を持った助手を従え、事件現場に乗り込むようなものものしさである。まるで時代劇に登場する十手を片手にした町奉行の与力や同心そっくりで、ドラマでも見ているような気分になった。

「これから検視をします。ご遺族の方はここでしばらく待っていてください、中には入れません」

私と妹は廊下の椅子に座ったまま、扉一枚隔てた室内でのかすかな物音に耳を澄ませた。すでに亡くなっているとはいえ、お嬢様育ちで慎み深い女性《ひと》が検視係や鑑識の警察官に囲まれて裸体に触られ、写真を撮られている。検視の様子をそんなふうに想像していたら、呼吸が荒くなってきた。何をしても優等生だった母の生き方に反発してわがまま放題してきた私が、最期になって母の最も嫌がることをさせてしまっている。検視という段になって、私はようやく母の死をリアルに実感して頬を伝わるものを何度かぬぐった。待ち時間がどれくらいだったか、今となってはほとんど覚えていない。

検視は捜査の一過程

そもそも犯罪性があるのかないのかを第一にする警察主導の検視が、死因を確定する医療行為よりもなぜ先に行われるのだろう？　ヒトの死は、医師のみが判断できるものではないのか。死因究明の先進国であるオーストラリア、アメリカ、カナダなどでは、遺体はまず専門の医師の手に委《ゆだ》ねられ、その結果不審なところがあれば警察と連携しながら調査にあたるという仕組みだと聞く。それが日本では逆になっている。

警察は犯罪の有無を目的として事情聴取や検視をするから、時にはプライバシー侵害にあたるような質問もされる。犯行現場に向かう出で立ちの鑑識課の一団が、遺体を調べにやってくる。

こうした見慣れぬ光景が、家族を亡くしたばかりの遺族には耐えられない。もし、警察の代わりに最初から白衣を着た医師たちが来るなら、遺族も医療行為と割り切って委ねる

検視から火葬・埋葬までの手続き

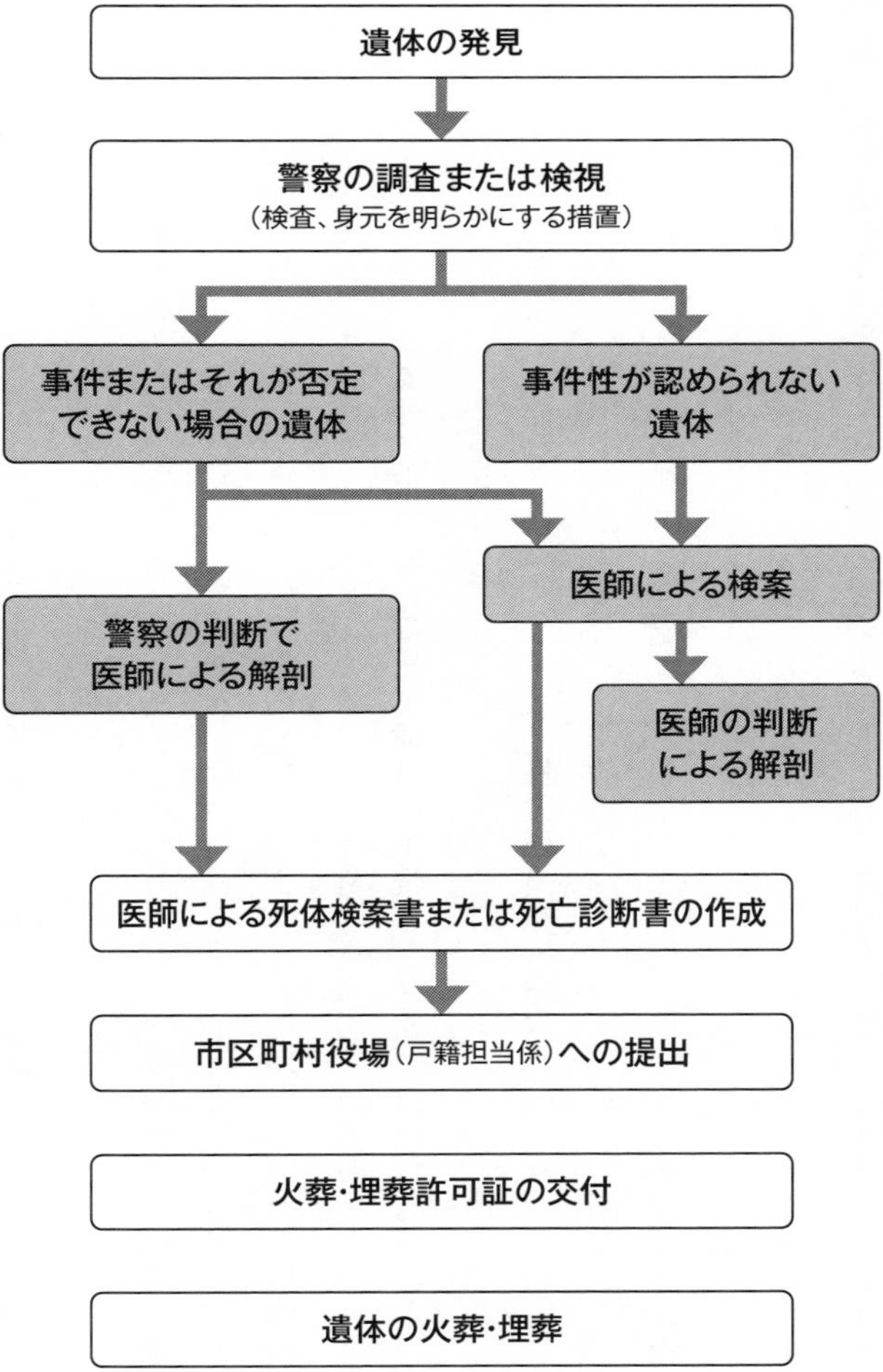

※神奈川県警のパンフレットより作成

ことができるだろう。少なくとも、犯罪捜査に居合わせたような違和感は抱かずに済む。

しかし、どんなに遺族がやるせない気持ちを抱いても、犯罪性があるかどうかを調査する検視には協力義務があり、拒否することはできない。「検視」は刑事訴訟法第二二九条で「変死や、その疑いのある遺体について検視をしなければならない」と規定されている。つまり確実に診断されている病気によって病院内や自宅で亡くなれば別だが、それ以外は不審死つまり、異状死のカテゴリーに入ってしまう。そうなった場合の検視は、刑事訴訟法第二二九条という法律によって定めている死体検討の手続きとなり、医療行為ではないのである。

警察の検視が行われている間に、ショートステイ施設職員への聴取が始まり、その証言にもとづいて警察は現場の状況を確認するために施設へ出向くという。母が誤嚥を起こした食堂やその日の昼食の献立を調理場で確認したりするそうだが、私たち遺族の同行は許されなかった。

一連の警察対応が終わってみれば、彼らの任務に対して感謝の気持ちが起きたけれど、捜査対象となっての事情聴取や検視時のものものしさに違和感を覚えてしまう遺族の気持ちを、警察はどこまで理解してくれているのだろうとも思った。担当官は私たちに「何かあればいつでも連絡ください」と心配りをみせてくれたのだが、どのようなことを施設側が証言し、警察がどのように結論づけたかという詳しいやりとりは捜査上の機密扱いになるので知らされなかった。情報開示する仕組みができていれば、死因についても納得がいくのに残念としか言いようがない。

警察から何も明らかにされなかった私と妹は、この三ヶ月後に施設を訪れて「あの日何が起こったのか」と説明を求めるしかなかった。

葬儀社もやってきた！

警察が担当する事情聴取と検視が終わると、次に警察署と嘱託契約を結んでいる嘱託医（警察医とも呼ぶ）による「検案」（註・死後診察）を受けることになる。ようやく医療行為としての死因究明が行われ、その上で死亡診断書にあたる検案書が発行される。この書類がないと役所から火葬と埋葬の許可がおりないので、検案は受けざるを得ない。

だが、ここで私はまた〝？〟が浮かんでしまう。

救急搬送された病院で救急担当医が死亡確認をしているのだから、検案書（死亡診断書）は病院で発行してくれれば二度手間にならないで済む。確か、同じ神奈川県でも他の自治体ではそれが可能なのに、どうして横浜市はこんな面倒な仕組みになっているのだろうか？　わざわざ別の嘱託医が登場する意味がわからない。

このことを質問すると、刑事さんは次のように答えた。

「検案書は、専門の先生の検案が済まないと発行できないんですよ」

――ということは、救急搬送先の病院の医師にはその権限がないということですか。

「まあ、そういうことです」

今考えるとあの時の私は刑事さんの説明が理解できず、言葉を飲みこむしかなかった。これも後からわかったのだが、二〇一五年に横浜市は監察医制度を廃止したのに、警察の嘱託医が監察医の役をいまだにやっていて、検案の任務を与えたままになっている。

さて、担当の刑事さんは携帯電話で嘱託医と連絡を取ってくれたが、「すでに本日は埋まっていて明日になる」と言う。

「ご遺体の保管はこの病院では行えませんから、葬儀社に明日まで保管してもらって、それから搬送を頼んでください」

――搬送って……どこへですか？

矢継ぎ早の指示に私と妹はボウ然とするばかり。その一瞬の、ふぬけた表情をベテラン刑事は見逃さなかった。彼は実にさりげなくこう提案してきた。

「このリストから葬儀社を選んではどうですか？」

絶妙のタイミングだった。催眠術にかかって誘導されたように私たちは目の前のリストから葬儀社を選び、明日までの遺体の保管と検案場所への搬送を頼むことにした。かろうじて頭が働いたのは、病院と自宅の双方に一番近い住所の葬儀社を選んだことくらいだろうか。

すると驚いたことに、ものの一～二分もしないうちに黒いダブルのスーツに角刈りの、がっちりした体型の男性が目の前に登場し、名刺とパンフレットを差し出すではないか。

「このたびはご愁傷様です。さっそく打ち合わせを」

――あれっ、葬儀社さん？　もういらしたんですか？

重症、重篤の救急搬送患者を扱う大病院には、すべてではないにせよ葬儀社のスタッフが二十四時間待機する部屋まであるのだという。なんと私は世間知らずなのだろう。

名刺をよく見ると、家の近くだと思って指名した業者ではなく、横浜市の最西端に位置する瀬谷区の葬儀社の住所だ。いったいどうなっているの？

しかし私たちのけげんな表情にはおかまいなく、葬儀社と刑事は検案時間の打ち合わせをすでに始めている。考えてみれば、彼らが警察署と関係の深い業者を最初から紹介するのは、ある意味、理にかなっていると言えなくもない。

救急隊が異状死事案であることを警察に知らせる。すると所轄の警察は病院に常駐している葬儀社に連絡する。葬儀社の社員は連絡を受けるなり身なりを整え遺族らの到着を待つ。警察となじみの葬儀業者ならさまざまなケースを熟知しているから打ち合わせもスムーズにできる。彼らは病院や警察の嘱託医とも顔なじみだし、自社の安置室での保管や検案場所への搬送も警察の指示に対応する機動力がある。

葬儀社のパンフレットには、白菊や胡蝶蘭で飾られた麗々しい祭壇や、葬儀会館の室内の様子や精進落としの料理のコースなど、いわゆる型どおりの葬式のための写真が満載だ。

営業担当の男性は、お通夜、葬儀、初七日から四十九日の法要まで説明を始めた。たたみかけるような相手の言葉を上の空で聞いている私は、彼の足もとが気になって仕方ない。

今時珍しい先端が長く反り返ったビジネス用の革靴。うちのそばの坂道と同じくらいの傾斜度だ。商談の時は尖った靴のほうがきっとやる気が上がるんだろうな……などと関係ないことばかりが頭をよぎり、「それでは、どのコースになさいますか？」という声で我に返った。これでは相手の思うままではないか。そこで、以下のようなことを一気に話したように覚えている。

――お話の途中ですけれど、我が家は神道なので仏式の葬儀は不要です。四十九日の法要も必要ないんです。今晩の遺体の保管と検案場所と我が家への送迎、それだけをお願いできませんか？　そのあとのお通夜や葬儀は故人の遺志を尊重して内々でごく簡単に済ませたいので、別の業者さんに直葬をお願いするつもりです。

すると、私たちのやりとりをそれとなく聞いていた刑事さんは、軽く顎をしゃくって葬儀社に退場を促した。

刑事さんは書類をまとめながら、しれっと言う。

「かまいませんよ、それぞれお考えがあるでしょうしね」

そのとおり。母には確固とした「お考え」があったのだ。日頃から〝お葬式はいらない。そんなことにお金をかけるならみんなで旅行にでも行ってらっしゃい〟と、身内だけの直葬を希望していた。

――申し訳ありません、せっかくご紹介いただいたのに。

しおらしくこう言いながら、〝なんで警察に謝ったりしているんだ？〟と、私は自己矛盾に陥った。


えっ、有料ですか!?


「あ、それと明日の件ですけれど、横浜市の場合はすべてご遺族の実費負担なので、よろしくお願いしますね」

刑事さんは帰り際にそう付け加えた。同じ異状死扱いでも東京都内で亡くなった父の時は代金の話など一切出なかったのに、どういうことだろうか。

「何が起きても驚かない」という母との約束は、この場面を迎えるに及んでがらがらと音を立てて崩れた。

――遺族負担？　そんなこと初めて聞きました。東京都は無料でしたけれど。

私は十年前に父が都内で亡くなった時のことを懸命に思い出し、かいつまんで説明した。

「すみませんね、東京都と横浜市は制度が違うんです。さきほどお渡ししたパンフレットにも書いてあるように、ご遺族負担なんですよ。ご遺体の搬送費とか検案代とかもろもろの費用は、ご遺体が明日帰ってこられた時点で支払いをお願いします」

刑事さんは一ミリもぶれずに言い切って、こうも付け加えた。

「検案の値段は医師によって多少違います」

――ランクがあるってことですか？

「まあ、そんなようなものです」

刑事さんは帰り支度をしながら、理解

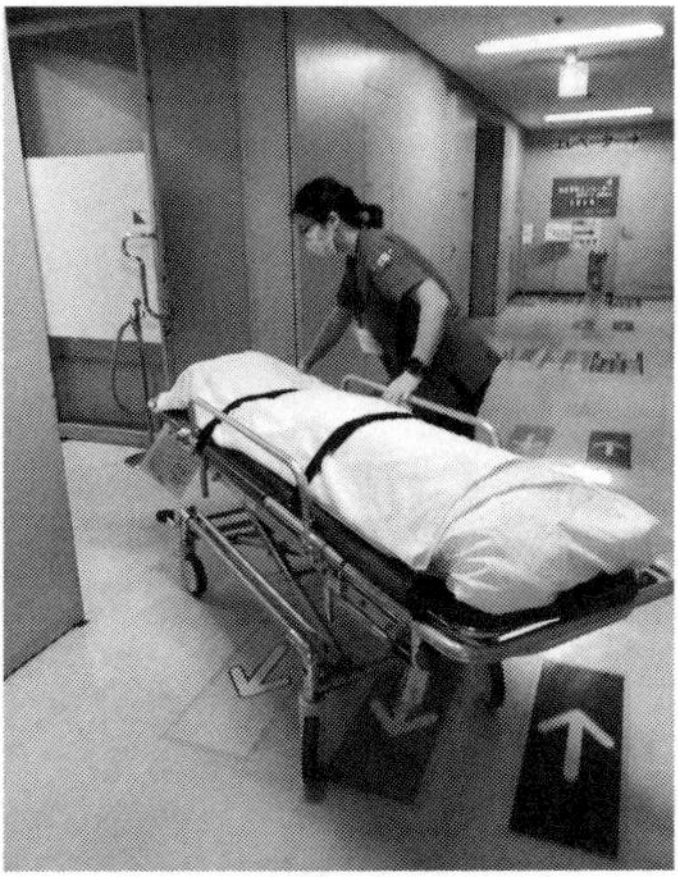
警察の検視が済み、葬儀社の車両へと運ばれる母の遺体

不能なことを言う。すると脇から、いつもはおとなしい妹がすかさず口を挟んだ。

「お安いランクでかまいません、だって事件性がないんでしょう？」

（おぅ、言うねえ、あなた！）

「一応、ご遺族の希望として聞いておきますが、どの先生が対応してくれるかわかりませんからお約束はしかねます。もし詳しく死因を調べたいとなれば解剖、つまりご遺族による承諾解剖を行いますが、これはまた別料金になります」

全額遺族負担という現実に驚愕した私は、県警からもらったパンフレットを見直した。確かに小さな字で遺族負担という説明がある。私はつい、映画『家族はつらいよ』に出てくるエピソード（「はじめに」参照）を思い出してしまった。主人公一家のところにやってきたのも神奈川県警だったが事情聴取と検視が済み、突然死した友人の遺体を搬送する帰り際に、警察官に「お代はけっこうです」と言わせていた。警察に払わなくても亡くなった友人の親族には、葬儀社から高額な請求書が届くに決まっている。

さて、話を戻す。

刑事さんからは、「お母さんの場合、事件性が確認できなかったので解剖は任意だ」と説明された。救急医も警察の検視も誤嚥による窒息死と判断している。その見立てに間違いはないのだろう。〝それなら、あえて解剖はしなくてもよいか〟――この時点で私はよく考えもせずにそう思ってしまった。

冷静に考える時間も余裕もない中で下したこの判断。それが、しばらく答えの出ないもやもやを残す結果になってしまうとは、思いもよらなかった。

第二章

異状死という日常

浴室で死ぬ日本人

その定義は後述するが、異状死は私たちが思っている以上に多岐にわたっている。しかも目前に迫っている多死社会ではさらに増えると予想される。この章では毎日の生活の中で起こる入浴関連死や誤嚥《ごえん》（による肺炎や窒息死）、それと心不全を取り上げてみたい。

日本では、年間の自宅内事故死のうち四割強の五一六六名が〝浴槽における溺死〟という調査結果（厚生労働省人口動態統計　二〇一九年度）もあるほどで、近年その数は交通事故死の倍ほどになっているというから驚きだ。しかもその四分の三が年配者だという。冬場（十二〜三月）になると医師もメディアもさかんに警告をするのだが、死者数はなかなか減らない。

セントラルヒーティングが行き渡っている欧米の住宅では考えられないことだが、日本の一軒家は室温が部屋ごとにかなり違う。だから、暖かな居間から急に温度の低い脱衣所や風呂場に行くと血圧が急上昇し、寒いからといってすぐに熱いお湯に入ると今度は血圧が一気に下がる。とりわけ年配者はこうした外的な要因によって起こる血圧の急激な変化に体が対応できない。そこで命を落とす危険が高くなる。

とはいっても、いわゆる「ヒートショック」（註・和製英語。入浴時の温度変化をさすが、医学用語ではない）だけが入浴に関わる危険因子ではない。例えば浴室内で脳梗塞や脳血管障害が起きたりする内因性の危険もあれば、アルコールや薬物の過剰摂取、さらには風呂場で滑って転んで亡くなるような外因性の死因も潜んでいる。

いずれにせよ、意識レベルが低下したり脱力感に襲われたりするような意識障害を起こすと、浴槽から立ち上がれなくなり、ずるずるっと体が沈めば顔が水没する危険が高くなる。日本の入浴関連死を海外の医学誌『Internal Medicine』に発表した日本人研究者のリポートによると、顔が湯に浸かってしまうと約八割の確率で心肺停止に陥るという。

四十一度以下の湯温でも十分ほど浸かっていれば、体温は三十八度くらいまで上がってしまうので家庭内の風呂でも温泉でも気をつけたほうがいい。

ポチャッと妙な音がして

実は二〇二〇年十一月に、東京都内に住むいとこの妻・マチコさんが、自宅の風呂場で亡くなった。享年六十五だった。検案書の死因欄には溺死と書かれたのだろうか？　それとも別の病名が記されているのだろうか？

葬儀の時には警察沙汰になった話を聞かなかったが、私たちと似たような体験をしているとは想像できた。ただし、監察医制度が機能している東京都のことだからそれほど面倒はなかったろう。そこで私は十二月のある日、当日の様子を改めて聞き、検案書を見せてもらうためにいとこを訪ねた。

検案書の直接死因欄には、「入浴による温熱障害（推定）」とあった。

「湯の温度は四十一度に設定してあったけれど、監察医からはいわゆるヒートショックだろうと説明があったな。詳しいことは解剖をしないとわからないとも言われたけれどね」

彼はそう話しながら風呂場へ案内してくれた。玄関を背に左右に広がる間取りの左手に位置する洗面所には、持ち主がいなくなった今も、愛用のタオルやコロンや化粧品がそのまま棚を埋めていた。その奥にあるコンパクトな風呂場にも「マチコがいつも使っていた」という専用の椅子が置かれている。そこかしこに故人の持ち物があふれているのに、当の本人は突然この世から消えてしまった。その一年ほど前に行われた親戚の法事に元気な姿で参列していただけに、亡くなった現場に来るといっそうの喪失感を感じる。

——で、いったい何が起こったの？

こう問いかける私に、以下のような話をしてくれた。

その日、彼女はＮＨＫの大河ドラマを見終わると、「お風呂でも入ろうかな」と気軽に話して午後九時過ぎに入浴した。少し前から脚を痛めていたので彼は様子を確かめて、念のために風呂場の近くで待機していた。その時だった。

「ポチャッっていう妙な音がしたので風呂場をのぞいてみたら、バスタブの中に座ったまま顔を水につけてぐったりしていた。慌てて体を引き上げて洗い場の椅子に座らせて、湯を飲んでいるだろうと思って背中をたたいたりしたけれど、全然反応がなくて……。とにかく救急車を呼ばなくては！　と、携帯から１１９番したら、消防庁のオペレーター員から心臓の蘇生をするために床に寝かせるようにと指示があったんですよ」

そこで、椅子に腰掛けさせた妻の両脇に手を入れて立ち上がらせようとしたら、「もうぐにゃぐにゃで、上半身が斜め後ろへ反ってしまい、シャワーのカラン（蛇口）に後頭部をぶつけてしまったんですよ」

――かなり強くぶつかったんですか?

「……たぶん。でも、指示通り早く寝かせて心臓マッサージをしなくちゃ、と思ったからはっきりと覚えていませんね。心臓マッサージを何回かしたけれどこれでは駄目だと思って、管理人室からAEDを持ってきてもらって……」

それから管理人と二人がかりでAEDを使って蘇生を試みているところに、救急隊が到着した。

「午後十時前だったと思う。救急隊員が心臓マッサージをしながら搬送してくれて、僕は救急車に同乗して救急病院へ向かったんです」

午前〇時頃まで蘇生は試みられたが、すでに脳死状態になっていると判断され、それ以上の蘇生処置を諦めた。奇《く》しくも二日前に検査をし、その結果を聞くことになっていた病院で死亡宣告がなされた。

ここまで経緯を話してくれた彼は大きく息をしてひと呼吸置き、目の前の冷えた煎茶を飲みほして、「その後が大変だった」と漏らした。

事情聴取は拒否できない

知らせを受けた妻の実家から家族が駆けつけてきて、一緒に死亡確認したのは日付が変わった午前一時九分。それが検案書の死亡時刻となっている。

それから夕方まで十五時間ほど、断続的ではあったがいとこは警察の事情聴取に追われて一睡もできなかったという。

――その後、警察や監察医は病院にすぐに来ました？

「いや、病院でずいぶん待たされましたよ。警察が病院に到着したのは午前三時頃だったと思う。警察を待っている間に、以前から何かあった場合はここに頼もうと決めていた葬儀社に連絡したので、搬送された病院にも葬儀社が待機していたけれど断ることができて、その点はよかったです」

所轄の警察署からベテラン風の刑事と若手の警官が来て、病院内で事情聴取が始まった。初めに受けた質問は夫婦の基本的な個人情報に関わることと、救急車を呼んで搬送するまでの経過だった。

「それで終わりかと思ったら、ほんの始まりに過ぎなかった」

彼は苦笑しながらそう話した。

——ということは、朝まで事情聴取があったのね？

「いや、病院では一時間ほど話をして……。遺体は警察がワゴン車で運んで朝になったら監察医が検案を行うから、帰宅してかまわないと言われたんだ。そこでとりあえず自宅へ戻ったんですよ。全然寝ていなかったから、少しだけ仮眠しようと思ったところに別の刑事たちが自宅へ来たんだよね」

——現場検証？　警察は何をしに来たの？

「マチコの頭にコブができていたので、あらゆることを疑ったんだろうね。被疑者と思われているような質問も正直あったし……。シャワーのカランのあたりや風呂場を一時間くらいかけて写真を撮った後も、あちこちの部屋とかリビングルームとか、とにかく家の中を全部見てまわっていた。それから僕らの通帳の残高確認や生命保険証の受取人の氏名などを確認していたな。そのほかにも、家に現金は置いてあるかどうか、いくらくらい現金は手元にあるのか、鍵はスペアキーも含めてなくなっていないか、スペアキーはいつもどこに置いているのかとかまで聞かれた。僕がリビングルームに居るちょっとの間に、物盗りが侵入したかもしれないとまで警察は考えたようだね」

自宅を捜査した警察は犯罪とは関係ないことを確認したはずだったが、午前九時頃に再びやってきたという。

「今度はマチコの洋服類を写真に撮っていった」

それが何の目的だったのかは不明だが、頻繁にやってくる警察の捜査のやり方を見ていると、「自分にも疑いがかかっているに違いないと思った」そうだ。

そして三回目の訪問は午後の早い時間だった。今度はビニールの靴カバーやヘアカバーなどを身につけたものものしい出で立ちの鑑識課の担当者が、風呂場や妻の自室などをまたも現場検証し、風呂場の椅子に座らせようとした時に後頭部が当たったと説明したカランから、ピンセットで毛髪を採取して帰っていった。遺体に傷があったため、いとこの証言の整合性を確かめに来たのだろう。

鑑識課による現場検証が終わった後で、ようやくいとこは遺体が安置されている警察署に出向き、監察医から死因について説明を受け、死体検案書を受け取っている。睡眠も取れず、飲まず食わずの対応が終わった頃、十一月の街はすでに明かりが灯り始めていた。

その夜は、寝不足と妻を突然失ったショックで半分意識がもうろうとした状態だったが、通夜や葬儀の打ち合わせをなんとか済ませたそうだ。いとこの話は以下のひとことで締めくくられた。

「風呂場でヒートショックを起こしても、警察は事件性を前提にして捜査に来ることがつくづくわかりました」

うたた寝したら母親が

風呂場で家族を亡くした体験をもうひとつ紹介する。

二〇二〇年一月のある日の夜、東京都内に住む仕事仲間のクニコさんは朝からの疲れでついリビングルームでうとうとしてしまった。

「目が覚めたら夜中だったのです。母はもうとっくに寝ているはずと思ったんですが、お風呂場の電気がつけっぱなしになっていたので見に行くと、母がバスタブに入ったままでした。頭は出ていたので、あれ、居眠りをしているのかなと最初は思いました。で、近づいてみるとくちびるが青ざめているし、ただならぬ気配なんですよ。もうびっくりして救急車を呼びました。その際、消防庁のオペレーターからすぐに浴槽のお湯を抜くよう指示されました」

救急隊が到着してすぐにバスタブから引き上げ、救命を試みたがすでに死亡していた。享年九十三だった。そこで救急隊員が警察に通報。駆けつけた警察官が検視を行い、事情聴取が一時間ほどあった。その後、「所轄署でご遺体を保管するから」とクニコさんに告げて、ご遺体とともに警察が引き揚げたのは、すでに夜明け近くだった。

翌日、東京都監察医務院から監察医が所轄警察署に出向いて検案が行われた。クニコさんが回想する。

「兄と姉と三人で警察署へ行き、検案が終わるまでかなり待たされました。その間に葬儀社に警察署へ来てもらって打ち合わせをしたんです。それから、葬儀社に遺体を自宅まで搬送してもらいました」

――お母様の死因は溺死だったのですか?

「いえ、虚血性心不全と説明されました。葬儀が終わった後、主治医に報告に行ったところ、いつそうなってもおかしくない状態だったと言われました。高齢だったので心肺にハンデを負っていたということでしょう」

浴室で突然死した場合、検案した医師の判断によってクニコさんの母親のような内因死（例えば心不全や心筋梗塞や脳出血とかの、持病に起因する死）か、いとこの妻のような外因死（浴槽内での溺死や洗い場で転んでの怪我やヒートショック）のどちらかの死因が記載される。しかし、実際は解剖をしない限り、入浴時突然死の正確な死因はわからない。だから風呂場での死の実態は統計上にも表れてこない。

二つの例からもわかるように、風呂場での異状死はほとんどが夜の時間帯に起こるので、状況次第では真夜中を過ぎても警察と付き合わなければならない。なるべくそうした事態を避けるために、直近までの治療歴がある場合はかかりつけ医に連絡をして、異状死でも犯罪の疑いがないことを警察に証明してもらうほうがいい。警察の介入を防ぐためのかかりつけ医とのつきあいかたは第四章で述べることにする。

誤嚥死はタイミングの問題

お正月になると、餅を喉に詰まらせて亡くなる高齢者のニュースが必ずといっていいほど報じられるように、餅の誤嚥による死亡は三が日に集中している。厚労省の調査によると、二〇〇六年から二〇一六年の間に誤嚥で亡くなった人の約七割が七十五歳以上の高齢者で、発生場所は家庭が約六割、施設が約二割という結果が出ている。

さらに都内の施設で起きた死亡事故の中身を見ると、年間七百件のうち半数以上の四〇三件が誤嚥による窒息死だったと報告されている（二〇一六年度・朝日新聞の調査）。交通事故死が年々減っているのとは対照的に誤嚥による死亡者は増え続けており、二〇〇六年以降は交通事故死を上回った。人口動態調査の死因統計では、二〇二〇年度は全国で四万二七四六人が誤嚥性肺炎で亡くなっているが、この数字は死亡者全体の三十四・六パーセントを占める。

若くて健康ならば気道に異物が入ればすぐにむせる。激しく咳をして異物を戻そうとするから周囲も異常に気がつく。しかしのどを動かす神経や筋肉が低下している高齢者の場合は、誤嚥をしても異物を吐き出す力がない。これを「不顕性誤嚥《ふけんせいごえん》」という。咳き込んで異物を吐く力が弱っていると、誤嚥性肺炎や窒息死の確率もぐんと高くなってしまう。

国民の死亡原因の第五位にあたる肺炎の一因は誤嚥性によるものと聞けば、日常生活に大きなリスクが潜んでいることがよくわかる。母の例のように、〝ちょっとしたタイミングのずれ〟で誤嚥は起きるのだから、決して他人事と思ってはいけない。

予防方法として「食後は一時間ほど安静に座っているほうがいい」「日頃から舌の筋肉を鍛える」「お餅は小さく切って汁物といっしょに食べる」「スパイスを使った料理を工夫して飲み込む時に喉に刺激を与える」など、さまざまな対策が呼びかけられているが、誤嚥死の数は入浴関連死と同様に減っていない。

突然起きる心不全

自宅で突然亡くなると異状死扱いになる可能性が非常に高い。この場合、検視、検案されて死因を「心不全」と診断される場合が多い。以下の事例を見てみよう。

二〇一八年十二月二十四日、私の友人のケンイチさんはクリスマスイブの日に横浜市内の自宅で、離れの自室で倒れている母親を発見した。三ヶ月前の九月に自宅で転んで骨折し、リハビリのための入院などを経てようやく自宅へ戻っていたのだが、そのわずか十七日後の出来事だった。

「同じ敷地に建てた離れで寝起きする母親の様子を、夕方に妻が見に行ったのです。するとリビングルームで普段着のまま倒れていた。すぐに私も駆けつけましたが、うつぶせの状態ですでに身体がかちかちなんですよ。顔も冷たくなって紫色がかっていた。倒れた時に床で打ったんでしょう、口のあたりに傷があったことを覚えています」

ケンイチさんの妻が人工呼吸をする一方で救急車を呼んだが、すでに手遅れ。享年九十三だった。

「リハビリで入院していた頃から、母親が高血圧気味であることは知っていたので救急隊員に伝えたのですが、警察が死因確認する必要があると救急隊員から言われました。こっちはもう気が動転していますからね、言われるまま110番して、警察官の到着を待つしかありませんでした」

すでに母親の体が冷たくなり死後硬直が見られたために、救急隊員は蘇生する可能性がないと判断して警察を呼ぶよう伝えたのである。

このように明らかに死亡している場合、あとは警察に委《ゆだ》ねて救急隊員は引き揚げる。だから、ケンイチさんが「救急隊員からかかりつけ医のことや病歴については何も質問されなかった」と話すのもうなずける。

しばらくしてパトカーが到着。四名の警察官は家族を別室で待機させて念入りに現場検証を行い、それから家族全員をひとりずつ事情聴取した。

「聴取は二時間くらいかかったと思います。母の口のあたりに小さな傷ができていたので、そのことをかなり詳しく聞かれました」

ひととおり調べが済んだのは夜の八時を回っていたと、ケンイチさんは記憶をたどる。

「刑事さんから、今夜は母の遺体を所轄の警察署で預かりたいと申し出があり、すぐに葬儀社を手配して遺体を警察署に運んでくださいと言われました。葬儀社が到着した時、検案料などの費用として九万円を渡しました」

以前から決めていた葬儀社があったのでスムーズに搬送もできた。警察署で一晩保管をする理由については、「自宅での死亡とはいえ、事件に関連があるかもしれないので念のため再度調べたい」という説明だった。それを聞いて、〝いったい何を疑っているのだろう？〟〝母は警察でどんなことをされるのか？〟という不安が心をよぎった。

葬儀社の車で運ばれていく母親を家族全員で見送った一家のクリスマスイブは、思いもかけない事態の中、暮れていった。

翌朝、連絡を受けた葬儀社が再び警察署へ出向き、市内の嘱託医のもとへ遺体を搬送した。私の母も世話になった施設だ。検案が済んだ遺体を葬儀社が自宅へ送り届けた時に、ケンイチさんは料金四万三〇〇〇円の領収書と検案書を葬儀社から受け取った。ついでに言うと、私の母の時（二〇二〇年）は四万五〇〇〇円だったから、二年間で検案料は二千円値上がりしたことになる。

――検案の代金についてはどう思いましたか？

「高いとか安いとか、そこまで考えが至らなかったんですよ。なにしろ初めてのことだったから。その時は〝そういうものか〟と思ってしまったなぁ」

――葬儀社への支払いはどれくらいでしたか？

「後で明細を見たところ、搬送代や高速道路の通行料も入っていました。妻が『生活クラブ（生協）』のメンバーなので、生協を通じて紹介された葬儀社でしたから、金額的にはリーズナブルだったと記憶しています」

ケンイチさんの場合、以前から依頼を考えていた葬儀社があったからよかった。そうでなければ、警察が紹介する葬儀社が搬送や遺体の保管を担当しただろうから、料金は割高になっていたに違いない。

――書類に死因は何と書いてありました？

「『心不全』とだけ書かれていましたね。母は日頃から血圧が高めだったし、不整脈もあったので死因については納得したけれど、ショックだったのは死亡推定時刻が午前十時頃になっていたことですよ。僕らが発見したのは夕方でしょう。それまで家族の誰も気づかなかったわけだから。それで警察は不自然さを感じたのかもしれないな。二時間近く事情聴取されたのもそのせいかなあ」

もう少し早く気がつけば救命もできたかもしれないと思うと、ケンイチさんは母親に申し訳なさが募り、今でもそのことで心が疼《うず》くのだと話した。

警察のやる気が遺族を傷つける

こんな体験談もある。

二〇二〇年の二月に、義姉のカズコさんを八十二歳で亡くしたヒロミさん。彼女はカズコさん一家が味わったやり場のない悲しみを一気に話してくれた。その話をもとに、カズコさん一家に起きた出来事を再現してみよう。

カズコさんは千葉県在住。やや病弱で近所の病院に通っていたのだが、ふだんの生活に問題はなかった。その夜、いつものように二階の夫の部屋で軽くマッサージをしてもらった後、一階にある寝室へ戻っていった。

しかし虫の知らせというのだろうか、夫はカズコさんのことが妙に気になって、寝る前に一階に下りて様子を見に行くと、カズコさんがベッドの上で虫の息の状態に陥っていた。

「どうしたんだ！　大丈夫か？」

驚いて長女と次女に連絡を入れ、長女が救急車の出動を要請した。午後十一時半頃、救急車が到着。隊員はカズコさんにかがみ込むなり「蘇生は難しい」と告げた。だが、あきらめられない家族はすがるように言う。

「なんとか蘇生をしてください！」

すると、リーダーらしき隊員が大声で号令をかけた。

「延命！」

横たわるカズコさんへの心臓マッサージが繰り返される中、母の足がストレッチャーからだらりと垂れている様子を見た長女は「もう手遅れかもしれない」と観念したという。

かかりつけの病院は夜間の救急受付をしていないため、別の地区の病院へと運ばれた。病院の玄関口で待ち続ける父と娘のもとへ、救命担当の医師がやってきて死亡を告げた。

だが、それだけでは終わらなかった。

「おなかに傷がありました。こちらでは死因が特定できませんので警察案件となります。よろしいですね」

その意味を十分に理解できぬまま呆然としている家族のもとへ、所轄署の担当者がやってきた。

「こちらから連絡を入れますので、ご遺族はご自宅に戻ってかまいません」

その日は三月とはいえ寒く、待ち続けるのも限界だった。刑事に促されて帰宅した家族が驚いたのは、すでに警察車両が自宅前で待機していたことだった――。

ここまで経緯を話してくれたヒロミさんは何か決心をするように言葉を切り、一息ついてから低い声で続きを話した。

「警察に家中を撮影され、カズコさんの持ち物を調べられたんです。それだけでなく、警察は封筒に入れて保管してあった現金や財布を押収していったとも聞いています」

なぜそうしたことが必要だったのか、家族にいっさい説明はなかったそうだ。その後に事情聴取が始まるのだが、夫と娘たちの回答が少しでも食い違うと何度も問いただされた。

「保険金はどれくらいかけていたのか?」と聞かれるに及んで、〝保険金殺人の被疑者として疑われているのか〟というやりきれなさがこみ上げて、娘たちは途中で泣き出したくなったという。事情聴取などが終わった時は、夜が明けかかっていた。

「事情聴取の途中で、長女が警察の対応に我慢できなくなって〝納得できない〟というようなことを言ったらしいんです。そうしたら、〝事情聴取が悪いとでも言うんですか!〟と刑事さんに一喝されたそうです」

警察側の視点に立てば、この事案に犯罪が関係しているかどうかを見逃さぬよう、熱心に職務を遂行しているだけなのだろう。もしかしたら、こうした遺族の反応に毎回うんざりしているのかもしれない。

だが、肉親の突然の死に直面して気が動転している中、矢継ぎ早にあれこれ聞かれ、答えに詰まれば何度も問いただされる心情は、遺族になってみないとわからない。つい抗議もしたくなるだろうし、自尊心が傷つくこともある。警察の対応に抗議したり、説明を拒否すれば、公務執行妨害となるのか？

翌日、葬儀社に検案を担当した嘱託医のもとへ遺体を引き取りに行ってもらった。カズコさんは裸のまま室内に横たわっていた。そこで葬儀社の担当者は浴衣を着せ、納棺してから自宅まで届けた。「一晩中、裸のままで放置された」ことを知り、一家はさらに傷ついた。娘たちにも裸体を見せたことのない奥ゆかしい母親を知っているだけに衝撃を受けたのである。

ヒロミさんが語る。

「長女は〝そのことを思い出すと、今も申し訳ない気持ちでいっぱいになる〟と電話口で泣くんですよ」

この話を聞いてからすでに長い時間が経っているが、似たような体験をした遺族の間では、悲しみは響きあい、共鳴する。警察官や嘱託医の多くは職務に熱心だし、それなりの心遣いも示してくれる。しかし途方に暮れる中で次々に予想もしなかった体験をすることになる遺族の心はひどく傷つきやすい。あの日のことを振り返るたびに涙があふれてくる胸苦しさを、もう少し理解して対応していただければと切に思う。

カズコさんの死因は慢性心不全。警察医に支払った死体検案書料金は三万三〇〇〇円、救急搬送された病院での治療費は八〇〇〇円ほどだった。コロナ感染症の蔓延防止対策が取られていた期間だったので直葬にしたこともあり、葬儀代金は約二十万円ほどだったという。

医師による妥当な判断

もし、皆さんの親御さんが突然亡くなって異状死扱いになったとしよう。検案の結果、

「心不全」や「老衰死」と医師から告げられれば、親の既往症や年齢からしても仕方ないと納得しやすいのではないだろうか。私の長男の義父が、ひとり住まいの都内のマンションで八十歳で亡くなった時も、監察医から告げられた死因は「心不全」だった。私の父親が「老衰死」と告げられた時と同様に、遺族はその言葉を抵抗なく受け入れた。

死因欄によく記される「心不全」や「虚血性心疾患」とは、字面から心臓が原因なのはわかるが、この二つの違いは何だろうか？

そんなことも知らなかった私は、循環器の専門医に教えを請い、ようやく腑《ふ》に落ちた。「心不全」とは、心臓のポンプ機能が低下して呼吸困難など身体的症状が出る状態をさし、「虚血性心疾患」は心臓に血液を送る冠動脈が細くなって心筋に虚血が起こる状態で、「狭心症」や「心筋梗塞」を含むもう少し広い疾患群をさす言葉だそうだ。これらは病名として使われているのに対して、「心停止」は心臓の状態であって病名ではない。

だから、アメリカの人気ミステリー作家パトリシア・コーンウェルも女性検屍官が主人公になっているシリーズ作品の中で、検屍スタッフとのやりとりでこの点を強調している場面を描いている。

《「まったくもう」かさねてある死亡診断書の、いちばんうえにのっている分を見て言った。

「『心停止』は死因でないってことを、何度言えばわかるのかしら、ドクター・カーマイクルは。だれだって死ねば心臓はとまるのよ。問題は、なぜとまったかなのに。これは書き直してもらわないと」》

（『警告』検屍官ケイ・スカーペッタシリーズ第十作　パトリシア・コーンウェル著　相原真理子訳）

諸外国と日本では異状死の定義に違いはあるものの、日本の場合、異状死の解剖率が極端に低いため死因が虚血性心疾患（狭心症や心筋梗塞）になる割合が高いといわれている。人口十万人あたりの死者数を比べれば、虚血性心疾患による日本の死者はむしろぐんと少ないほう（世界一七〇位）なのに、異状死となると多くなる。これはどういうことを意味しているのだろうか？

高齢者に急な異変が起こった場合、既往症や事故原因がなければ、解剖をしても直接の死因はわからないことがままある。終末期に何が起こり、何が直接の死因になったのかを特定することは、ベテランの医師でもかなり困難だという。そこで検案を行う警察の嘱託医は、既往症からの可能性や年齢を考慮したうえで「妥当な病名」にすることが多い。ここでいう「妥当」とは、医師の知識と力量をもって遺体の状況に矛盾しない結論を出すことである。医師が解剖を不要と考え、遺族からもその希望がなければ、警察は早々に検案書を発行するよう医師をうながし一件落着としている。現場対応として虚血性心疾患は、現実的で妥当な病名といえそうだ。さらにかかりつけ医との連携を強化すれば、「より妥当な」死因にたどりつけるだろう。

「老衰でよいですか？」

「心不全」や「虚血性心疾患」とともに高齢者の死因として死亡欄に書き込まれるのが「老衰」である。これもまた遺族が納得しやすい死因ではある。

二〇二〇年七月、川崎市在住のミドリさんは母親を市内のショートステイ先で亡くした。享年八十九。夜勤スタッフが見回り中に個室で息絶えているところを発見したという。ミドリさんに施設から連絡があったのは午前二時過ぎだった。

「なんだかすごく眠くて、先方の話す意味がすぐに理解ができなかったほどでした。その直後に弟から連絡が入って、母が亡くなったことを知りました」

ミドリさんは急いで着替え、母親が搬送された救急病院へ駆けつける。救急救命室で担当医から死後に撮ったCT画像を見せられて、このように言われたそうだ。

「死因は老衰でよいですか？」

いきなり医師からこのように問われたら、なんと返事をしたらよいのだろうか？　おそらくこの時のミドリさんは、空気がシューーッと抜けていく風船みたいな気分になったのではないだろうか。

「〝はい〟と答えるしかありませんよね、そうでしょう？

母は心臓疾患があって病院に定期的に通っていましたが、年齢の割には元気な女性だったんですよ。ただ、亡くなる前日に熱を出したので私が病院へ連れて行き、もらった解熱剤を飲んだら落ち着きました。送り届けた施設でも、いつもどおり夕食を済ませ自室で寝入ったと聞きました」

それから数時間後の母の突然死。死因として告げられた老衰がミドリさんにとって今ひとつピンと来なかったのも、わからなくはない。

——お母様が亡くなられたショートステイ先の施設の対応はいかがでしたか？

「スタッフが付き添って救急病院に来てくれました。夜中なのでこちらが申し訳なく思って、〝もう大丈夫ですからお引き取りください〟と話したほどです」

——その後警察が来たり、検案場所へご遺体を搬送したり、大変だったでしょう？

「そうですね。病院に警察がやってきて、型どおりの事情聴取を受けました。でも検案書は、救急搬送された病院でもらえました」

搬送先の救急病院が死因を確認して死亡宣告をした場合、川崎市では搬送先の病院が検案書を発行してくれる。同じ神奈川県でも横浜市だけは嘱託医のところまで遺体をわざわざ運んで検案を受けなくてはならない。

ついさっきまで普通に暮らしていた母や父や親族が忽然《こつぜん》といなくなってしまう喪失感、遺族として対応しなければならない警察との慣れないやりとりなどを、遺族たちは淡々と語る。しかし、どんなに時間が経ってもあの日の記憶が突然鮮明に浮かんできたりする。

長患いの果てに病院で亡くなる場合と違い、一定の時間が過ぎても「なぜ?」「どうして?」という自問が、心の奥底からふいに浮かんでくるのだ。

「日頃から母は、ぴんぴんころりで終わりたいと話していましたから、本人にとってはこれでよかったのかな。今となってはそう思うしかないですよね」

思いがけず異状死の遺族になったミドリさん。母親は本人の願い通りに「ぴんぴんころり」と亡くなったのだと、今日の今日まで自分を納得させる毎日が続いている。

孤立死のリアル

日本でも世界でも深刻なのは、世代を問わず社会から自分自身をシャットアウトしてしまう引きこもり人口の多さだ。学校や職場で心を許して話せる友人がいない、家族ともコミュニケーションがとれない、家庭でも社会生活でも自分の居場所を失って日々孤独感や絶望感を深めている人たち。しかも二〇二〇年からのコロナ禍の中で、仕事を失ったり友人たちとのつながりを断たれたりした若者が悲観して自殺願望を抱くケースもある。二〇二一年に政府が行った調査では、国民の四割が孤独感を抱いていることがわかった。

異状死を扱う警察や専門家、医療従事者の間で危惧されているのが、じわり増えている在宅での孤立死だ。第七章でその背景を述べるが、厚労省の人口動態調査（二〇一九年版）によると、死亡者数全体の約十四パーセントが自宅で亡くなっており、その中には少なからず孤立死が含まれている。都内にある単身者用マンションの一室を貸している私のいとこが巻き込まれた、思いがけぬ孤立死の例を紹介する。

二〇二二年七月に、その部屋で暮らしていた六十九歳の男性が遺体で発見された。配水管を通して漂う異臭に不審を抱いた階下の住人から管理会社経由で連絡が入り、いとこは安否確認を依頼するために警察に通報した。

「所有者でも勝手に中に入ることができないので警察を呼ぶしかなかったんです。私の仕事が終わった夜十時頃に現場に行ってカギを開け、立ち会いました」

ドアを開けると、それまでの暮らしぶりが窺えるかのように、不要品と思われるゴミの類いで室内は埋め尽くされ、足の踏み場もない状態だったという。遺体は所轄の警察署へただちに搬送されたが、本人確認のＤＮＡ鑑定が必要なほど死亡から時間が経っていた

（後日聞いたところでは、死亡からかなり日数が経過していたため、司法解剖でも死因は明らかにならなかったそうだ）。

すぐに警察は遠方に住む親族を捜し出したものの、長年にわたって音信不通だったことから相続放棄の意思をそれとなく示された。そのため遺骨も区役所預かりになっている。DNA鑑定の結果が出るまでは〝捜査中〟のため、いとこは現場保存を警察から指示された。そのため特殊清掃業者の手配もできず、階下の住人には仮住まいのホテルを用意した。さらに他の居住者への挨拶回り、不動産業者への当該物件売却の相談など、山のような懸案を抱えこんでしまった。

清掃業者が入る前に、私もいとこと一緒に現場へ行ってみたが、室内は孤立死に至るまでの生活状況がありありと見て取れた。

警察と交渉の結果、発見から一週間後にようやく清掃許可が下りたが、遺族とオーナーでどのように諸費用や滞納家賃を負担するのかは、弁護士に示談交渉を依頼することも考えているようだ。いとこは、階下の部屋の原状回復費用も負担せざるをえないだろう。仕事の合間に行う連絡や交渉でくたくたになり、「ベッドにたどり着くや寝込んでしまう毎日だ」とこぼしながら、次のように話してくれた。

「私の親がオーナーだった頃からずっと住み続けていた方で、これまで大きなトラブルもなかったし、亡くなるような年齢でもなかった。まさか自分に孤立死問題が降りかかるなんて思いもしませんでした。今となっては、契約や保険の内容を、もっと頭に入れておくべきだったと反省しきりです。管理会社任せになりがちだけれど、オーナーもそれなりに関心をもって対策を取るようにしないと。幸いにも、入居者の皆さんは私に同情的に接してくださってますし、物件を売却する方向で不動産会社にも相談ができた。早く、円満に解決させたいです」

日本の人口構成や婚姻率を考えれば、今後、孤立死が増えていくのは確実だ。そして「誰か」の異状死によって翻弄されるのは、いとこのケースのような不動産の問題ばかりではない。

遠方の実家でひとり暮らしをする年老いた親や親族、そして知人であっても、日々の生活にかまけて連絡を取らない間にひっそり亡くなって異状死扱いになるという事態も考えられる。今や社会問題化している孤立死に、誰もが知らんぷりをしていられない時代に私たちは直面している。

ところで、菅義偉前首相のお膝元の街には、菅氏が在任中に行った数々の政策の成果を誇らしげに並べたポスターが今も貼ってあって、そのひとつに「孤立庁の立案、創設」という項目がある。〝そんな省庁を設立したのだっけ？〟と調べてみると、確かに二〇二一年二月、菅義偉首相は英国に続いて世界で二番目となる孤独・孤立対策担当大臣まで任命し、具体的な対策を検討するよう指示をしていた。しかしその半年ほど後に発案者の菅総理が辞職してしまった。内閣官房のホームページを閲覧すると相談窓口がいくつか載っていて、相談員が悩みを聞いた後に、地域の身近な拠点につないでくれるようだ。社会と政治が一緒になって、若者も老人も孤立死にならぬような万全な対応策が取れれば、異状死扱いされる人は確実に減る。

こんなにある！　異状死の種類

ここまで身近で起きた異状死の話を記してきたが、異状死扱いされる範囲はとても広く、災害死から自殺、子供の虐待死まで多岐にわたる。目前に迫る多死社会に加え、災害が各地で起きるたびに多くの犠牲者が出る日本の事情を考えると、ほんとうに他人事では済ませられない。それなのにほとんどの国民は「異状死」という言葉をあまり耳にすることがないし、関心も薄い。したがって具体的にどんな死をさすのか、どのような扱いになるのかもわかっていない。

そこで、具体的にどんな種類があるのかを、三つの権威ある団体（東京都監察医務院、日本法医学会、日本学術会議）が公表しているガイドラインで見比べてみることにしよう。

先に結論を書いてしまえば、法医学に素人の私にもわかりやすかったのは、東京都監察医務院の解釈だった。異状死を大きく四つのカテゴリーに分けて説明している。以下は東京都監察医務院が示すガイドラインだ。

1　病死および自然死の一部

①医師の診断を受けずに死亡した場合

②医師の診断を受けたが死因不明のまま死亡した場合

検案総数の約7割を病死が占める

※東京都監察医務院の統計より作成

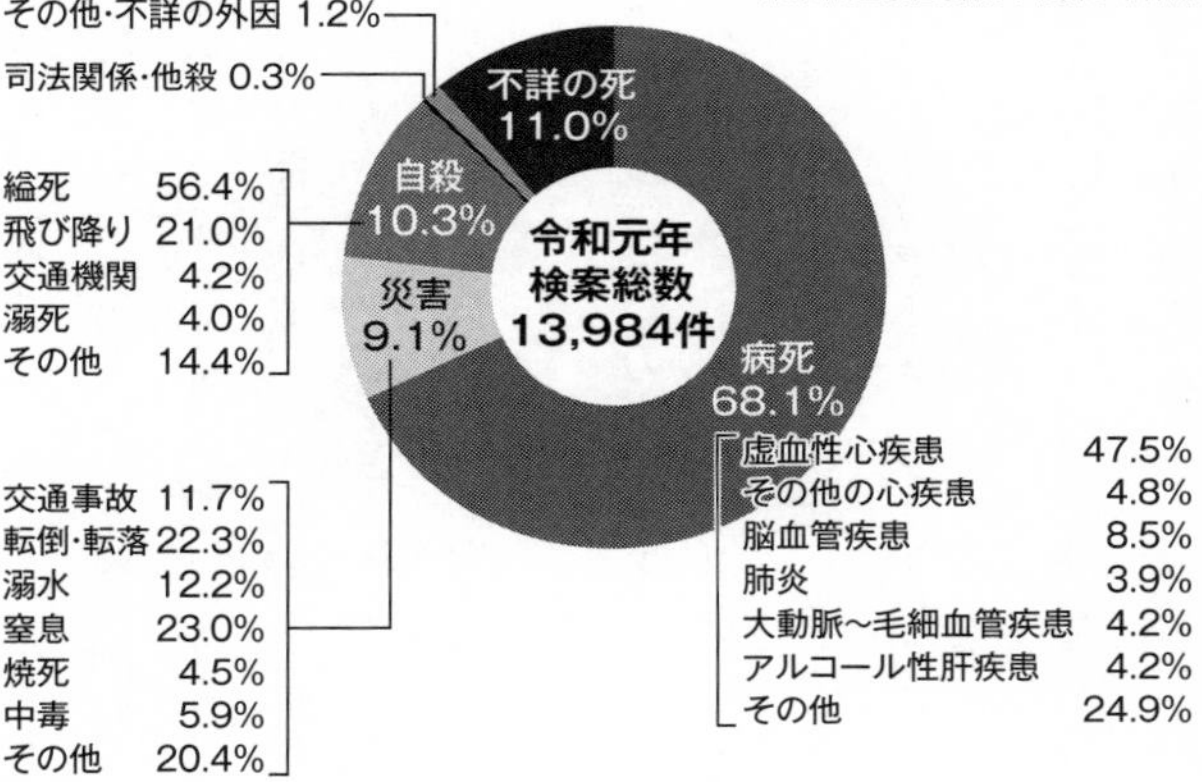

③医師の診療中の病気と違った他の原因で死亡した場合

④発病または死亡時の状況に異常がある場合

2　すべての外因死とその後遺症による死亡
不慮の外因死（交通事故死、転落死、溺死、焼死など）、自殺

3　不詳の外因死か不明なもの

4　診療行為に関連した予期しない死亡やその疑いがあるもの

このガイドラインに沿っていえば、母の場合は「2＝すべての外因死」のケースにあてはまる。なお、外因死とは「病気が原因でな

い死亡」という意味だ。一方、父の場合は「１＝病死および自然死」であるものの、かかりつけ医がいなかったばかりに医師による通院歴や病歴の証明がなく、死後診察もできなかったので、「１－①＝医師の診断を受けずに死亡」にあてはまる。

老衰は身体の機能が徐々に低下して死を迎えるのだから、本来は「自然死」なのだが、医師の診断を受けずに死亡すれば、警察による事情聴取や検視を行って、死因に犯罪性がないかを確認しなければならなくなる。

次に日本法医学会のガイドラインを引用してみる。

日本法医学会では、「確実に診断された内因性疾患で死亡したことが明らかである死体以外の全ての死体」が異状死に当たると定義している。

法医学会がリストアップしている中から主立ったものを、整理して列記してみた。

【1】外因による死亡（診療の有無、診療の期間を問わない）

（1）不慮の事故

A. 交通事故
B. 転倒、転落
C. 溺水（場所は問わない）
D. 火災・火焔などによる障害
E. 窒息
F. 中毒（毒物、薬物、注射や接触など）
G. 異常環境（凍死、熱射病、潜函《せんかん》病など）
H. 感電・落雷
I. その他の災害
J. 上記に分類されない不慮の事故によるすべての外因死
（2）自殺
死亡者自身の意志と行為にもとづく死亡。自殺の手段方法を問わない。
（3）不慮の事故、自殺、他殺のいずれであるか死亡に至った原因が不詳の外因死

【2】外因による傷害の続発症、あるいは後遺障害による死亡

骨折に伴う脂肪塞栓症など

【3】右記【1】または【2】の疑いがあるもの

外因と死亡との間に少しでも因果関係の疑いのあるもの。

外因と死亡との因果関係が明らかでないもの。

【4】診療行為に関連した予期しない死亡、およびその疑いがあるもの

注射・麻酔・手術・検査・分娩などあらゆる診療行為中、または診療行為の比較的直後における予期しない死亡。

診療行為自体が関与している可能性のある死亡。

診療行為中または比較的直後の急死で、死因が不明の場合。

診療行為の過誤や過失の有無を問わない。

【5】死因が明らかでない死亡

（1）死体として発見された場合。

（2）一見健康に生活していたひとの予期しない急死。

（3）初診患者が、受診後ごく短時間で死因となる傷病が診断できないまま死亡した場合。
（4）医療機関への受診歴があっても、その疾病により死亡したとは診断できない場合。
（5）その他、死因が不明な場合。

このリストに沿えば、私の母の場合は「【1】－（1）－E」にあてはまる。私の父やクニコさんやケンイチさんの母親は「【5】－（1）」の扱いだったことになる。風呂場で亡くなったいとこの妻は、検案書には溺死とは別の死因が書かれていたから「【1】－（1）－J」にあてはまるのだろう。

なお、日本法医学会のガイドラインの前文には「社会生活の多様化・複雑化にともない、人権擁護、公衆衛生、衛生行政、社会保障、労災保険、生命保険、その他に関わる問題が重要とされなければならない現在、異状死の解釈もかなり広義でなければならなくなっている」と、異状死が多岐にわたることへの断り書きが入っている。これはどういうことかというと、異状死はもともと犯罪死扱いだったために届け出が必要だったけれど、時代の移り変わりとともに新たに届け出るべきかどうかの議論がいろいろ生まれた、ということらしい。例えば臓器移植を行う場合、脳死を警察に届け出てから検死を行い、異状死ではないと判断されれば臓器を取り出すことができるというガイドラインが設けられた。そして現在はというと、多死社会を迎えて在宅での看取《みと》り（診取《みと》り）という観点から異状死は注目され、届け出対象をしっかり定義すべきではないかという議論が起きている。病院などで起こる診療関連死を届け出るかどうかも同様だ。このように時代に即して異状死の届け出の可否や、解釈が変遷していることを踏まえての但し書きなのだろう。

最後に、日本の智の最高峰ともいわれる日本学術会議の異状死に関する見解と提言を見てみよう。学術会議の定義は以下の通りだ。

「異状死体とは、①純然たる病死以外の状況が死体に認められた場合のほか、②まったく死因不詳の死体等、③不自然な状況・場所などで発見された死体及び人体の部分等もこれに加えるべきである」

この記述であれば、変死は「異状死の一部」と定義されていることがわかる。母は①だろうが、父は②に区別されて警察事案になったということか。

このほか、異状死に関する資料をあれこれ読んでいたら、日本法医学会の前理事長も務めた名古屋市立大学大学院医学研究科法医学分野の青木康博教授が、「わが国では『異状死体』とは何であるかということについて有権解釈が存在せず、医療者間でも完全なコンセンサスがあるとは言い難い状況であり、このことがわが国の異状死体届出数の低いことの一つの原因であるとの指摘がある」（『法律のひろば』vol.73掲載・「死因究明制度整備の歴史的背景」より）と書いている文章が目にとまった。

専門家でさえこう捉えているなら、一般の私たちの理解が進まないのも無理はない。

代わる言葉はないものか

異状死の何が一番の問題なのか？　専門家に伺ってみよう。そう思った私は二〇二二年の冬に、まず名古屋市立大学大学院を訪問した。

新幹線の名古屋駅から市営地下鉄に乗り換えて二十分ほど。駅から地上にあがると、病院へとつながる通路が一直線にはるかまで延びていて、このあたり一帯をふところに抱いたように大きな建物がそびえていた。その立派な病院の脇に立っている十一階建ての研究棟へ向かう。こちらは地味なグレーで統一されており、研究室が廊下の左右にずらりと並んでいる。物音ひとつ聞こえてこない通路を、教授名の札を探しながら奥へ歩くと、ドアが開いていている部屋があった。そこで、近くにいた親切そうなスタッフに訪問先を告げたところ、「あ、僕です」と言われた。それがチャリダー（自転車愛好家）としても知られる青木康博教授だった。研究室には愛用の自転車の写真が飾ってある。しかし今日は異状死問題について話を伺わなければ！

――異状死という言葉が一般の私たちにはとてもわかりにくく、なじめないのです。誰でも理解しやすく口に出しやすい別の呼び名ってないものでしょうか？　院外死とか、院外不明死とか……。〝イジョウ死〟という言葉を最初に聞いた時、語感が悪いという印象を持ちました。

そう質問をすると、青木教授は「そうですねえ」と言いながら、研究室の天井をしばらく眺めている。

「数年前に石原さとみさんが主演した法医学のテレビドラマが放送されましたが、そのタイトルは不自然死という意味の『アンナチュラル』でした。その名称はあまり定着していませんけれど」

――「アンナチュラル」ですか……。確かに欧米では、病死に対して、それ以外の不自然な死をそのまま「Unnatural」とか「le Mort non Naturelle」と表現している国もありますね。

「ひとことで言うと、不自然な死のことですから。病気で医師にかかっていて、その病気が原因で亡くなる場合以外は、すべて異状死となります。ところが、日本では法律にも異状死の定めがないし、判例があるわけでもありません。権限のある大臣級の答弁の記録にもはっきりした定義が残っていません。これが現状なんですよ」

――他の国ではしっかり定義されている、ということでしょうか？

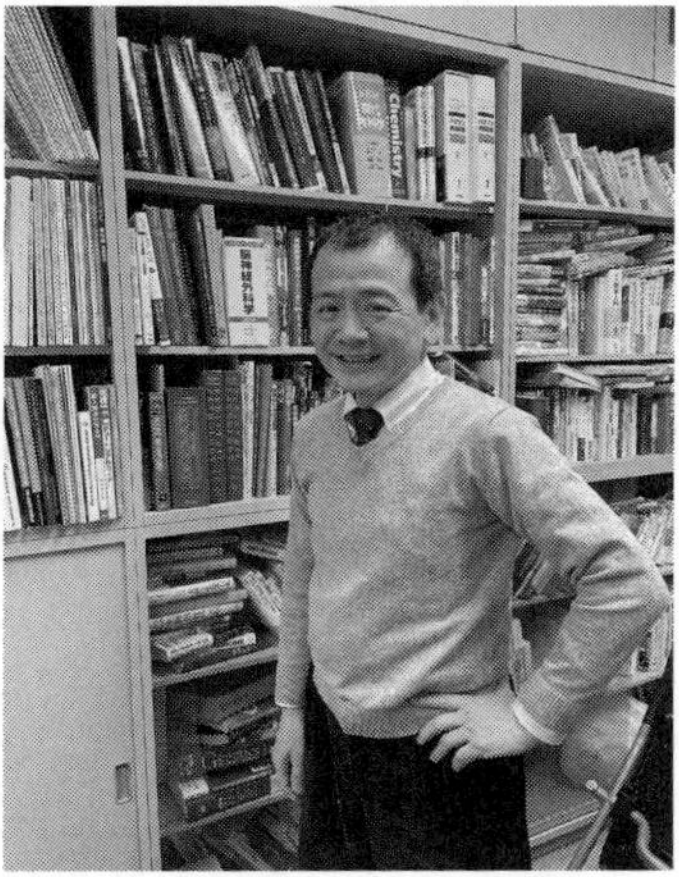

「異状死の有権解釈を」と語る名古屋市立大学大学院の青木康博教授

「例えばアメリカでは、州法の監察医の章にきちんと明文化されていますし、誰もが異状死の届け出義務を負っています。ですから、異状死のデータについても比較的正確な数字を把握できるのです。とにかくアメリカは解剖ひとつとっても、あらゆる手順の実に細かいところまでが制度化、明文化されていますね」

青木教授は、自身が当時の文部省の在外研究員として勤めた、米国フロリダ州マイアミにある監察医事務所での体験を交えながらそう説明した。

——では、日本のように有権解釈（権限のある機関による法的解釈）が存在せず、医療者間でも完全なコンセンサスがないと、どのような問題が起きるのでしょうか？

「二〇二〇年度に警察に届け出のあった遺体は約十七万件といわれていますが、このうち明らかに犯罪と関係があったのは数百体に過ぎません。要するに異状死といってもほとんどが非犯罪死です。しかも異状死の解釈がさまざまなので警察に届けられていない例もかなりあると考えられます」

死因究明のありかた自体を考える時が来ているのに、異状死が明文化されていないために、死因究明以前の届け出がおざなりになってしまうケースを専門家は危惧しているのだ。

帰途の新幹線の車内で、〝父も母もアンナチュラルでした〟とつぶやいてみたものの、収まりがいまいちに感じた。カタカナ表記もしっくりこない。私が語感や名称にこだわりすぎているのかもしれないけれど、それでも言葉は大切だと思う。なるべく一般の人々が抵抗なく受け入れられる呼び名があればよいのに……私は同じ質問を何人かの専門家にも試みたが、「異状死」という名称への違和感はどうやら遺族間での共有にとどまっているようで、医師や法医学の専門家とは捉え方が違った。

考えが浮かばぬまま車窓の外を眺めているうちに、薄墨色の景色の中にちらちらと光が増えて、下車駅のアナウンスが響いた。

キーワードは「何か変」

もうひとり、私が異状死について教えを請うことにしたのは福岡大学医学部法医学教室の久保真一教授である。久保教授は日本の死因究明制度に関する政府の諮問委員も務め、現在は日本法医学会理事長として多死社会における死因究明の改善策、異状死への理解の広がりについて精力的な活動をしている。

その日、私は博多駅から乗り換えた市営地下鉄で三十分ほどの福岡大学病院を訪ねた。二階の受付まで出迎えてくださった教授の後について法医学教室のある研究棟へ移動する。研究室はパソコンと仕事机のある開放的な空間だった。ひと昔前の学者の部屋は四方から崩れ落ちそうなほど書籍や資料が積み上がっていたものだが、デジタル化が進んだ現在は研究室の風景が一変している。

さっそく、「イジョウ死」という耳慣れぬ言葉への抵抗感を打ち明けたところ、「気持ちはわかりますよ」とでも言いたげな笑みを浮かべられる。他に代わる言葉は「なかなか思いつかない」と話した後でこうも言う。

「イジョウ死の〝異状〟は、異常ではなくて〝何らかの状態がおかしい〟ことを意味しています」

――ということは、その反対は「正状死」ですか？

「そういう言葉はないと思いますよ。しかし、あえて正状死を定義づけるなら〝明らかに診断された病死、自然死〟となるのでしょうね」

つまり、久保教授の見解も、青木教授がカタカナで「アンナチュラル」と話したことと理屈がつながる。だが、久保教授は異状死を別の言葉に置き換えなくても、多くの人に異状死が日常茶飯のことだという認識をできる限り広めて、理解を深めることが重要だと指摘する。

――理解を深めるために障害となっているのは、異状死の解釈というか、そのわかりにくさです。葬儀社のホームページには〝病院以外で亡くなった場合をさす〟と説明しているものもありますが、これだけでは素人にはどういうことかよくわかりません。

「ご自宅で亡くなっても、生前からかかりつけ医が診察、診断して、その死が生前の病態に基づくと判断できれば、異状死扱いにはならないのですけれどね」

――そういうことがなかなか伝わってこない。だから混乱するのです。

「実は、医師の中でも真剣に異状死の意義や意味を学んでいる人はほとんどいません。もっと歴史的な背景から入って、変遷してきた異状死の意義、異状死を扱う目的を、しっかりと理解すべきでしょう」

そう前置きした上で、久保教授はさらに話を続ける。

「臓器移植の場合、医師は警察に『検視』を頼み、脳死体から臓器を摘出します。その一方、医療事故を疑わせるような死亡事例が病院内で起きると、警察の介入を嫌がります。患者さんや自分たちの立場を考慮して、警察に届けるべきか届けずに済ますかを決めているとしたら、医療者の間で異状死に関する完全なコンセンサスなんて得られません。そのうえ、医師は自ら異状死の判断をしません。

医師がしっかりと異状死を判断できるようになること、医師の判断が司法の信頼を得ること。それがこれからの多死社会における診取り（看取り）につながっていくと思います。そのため日本法医学会は、日本医師会の死体検案研修に全面的に協力をしています」

——日常生活に潜む異状死は今後ますます切実な問題になっていくと思うのですが、一般の私たちは異状死をどのように捉えればいいのですか？

そう質問をすると、久保教授はパソコンのモニターに教材で使うパワーポイントの画面を出してくれた。そこには大きく「何か変」と印字されている。

「異状死というのは、〝何か違和感がある〟〝どこか変〟という意味なんですよ。予測のつかない、あまり起こらないはずのことが起きたら、〝何かおかしい〟となるでしょう。それが〝異なる状態〟ということなのです」

――それって直感で感じるものなんですか？

「患者さんの顔色や体の動き、心身の不調に気づくことは知識と経験が何よりも大切ですが、それに加えて、診察のセンスも大切です。ですから、学生にはそのことをしっかりと教えます」

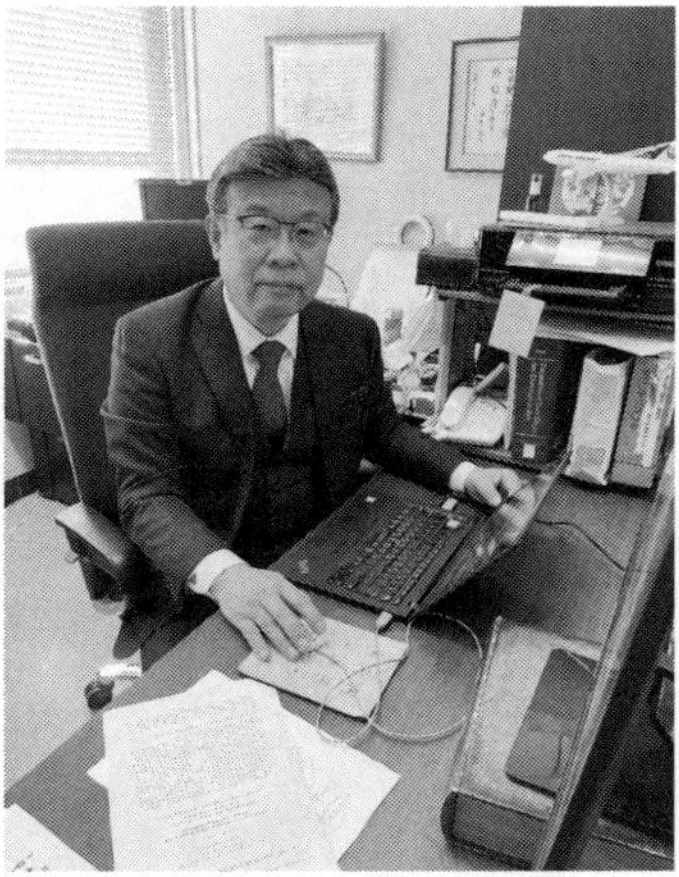

今後の異状死増加に警告を鳴らす福岡大学法医学教室の久保真一教授

センスですか……。しかし、言われてみれば三つの権威ある団体がリストアップしている数々の異状死も「何か変、どこかおかしい」というキーワードでくくられるような死因が並んでいる。父が亡くなった朝に様子を見に行った時、就寝中だとばかり思っていた父親の様子が〝どこか変〟だと私自身も直感した。そう、センスが働いたのだ。久保教授の指摘は特に家庭内で起こった場合の異状死の本質を突いているような気がする。

青木教授も指摘したように、二〇二〇（令和二）年に警察が取り扱った遺体は十六万九四九六体にのぼったが、そのうち明らかな犯罪死は数百体に過ぎない。大半の遺体は犯罪や事件に何も関係のない非犯罪死である。しかも、戦後のベビーブーマー（団塊の世代）たちが次々に亡くなる二〇三〇年代には、年間の総死亡者数が百六十万人を超えると予想されている。多死社会の到来だ。現在の異状死の割合から計算すると、二〇三〇年代には警察が取り扱う遺体は二〇万を超え、その大半が事件や犯罪には全然関係のない異状死となるだろう。そのことを考えると、日本の死因究明がいつまでも警察主導で行われることは、それこそ「何か変」ではないだろうか。

「人生最期の医療行為として医師による死因判定が行われるよう、法律を変えていかなくてはなりませんね」

久保教授は、現実に即した制度への変更を考えるべき時が来ていると話した。

第三章
異状死の異常な金銭考察

葬儀社が立て替えるフシギ

ここで母の亡くなった翌日の二〇二〇年三月一〇日へ話を戻して、神奈川県横浜市で異状死になった場合の金銭面での考察をしてみたい。

その日の午前九時前に、警察から紹介された葬儀社が検案を終えて棺に納まった母を自宅まで送り届けてくれた。

戻ってくるのは午後になるだろうと思っていたので、まだ棺をどこに安置するのかも決めていなかった。とりあえずというわけにもいかないけれど、リビングルームの奥に広がる庭に母の好きな沈丁花が咲いていたので、窓辺の近くに棺を安置してもらい、その周囲に献花や榊を置く台を配置することにした。換気のために窓を開けると、ふうわりと沈丁花の香りが部屋に入ってきたので、棺のふたを開けて母に春の気配を感じてもらった。

それにしても早い帰宅だった。

横浜市内にある検案施設から我が家までは約三十五キロメートル、往復で七十キロメートルほどの距離になる。検案を終えた母をいったん瀬谷区の葬儀社まで連れ帰り、そこで身仕舞いを整えて納棺。途中、高速道路を一部使ったとしても嘱託医のもとを午前八時より前には出発しないと九時前に我が家へは戻ってこられない。よっぽど朝早くに検案を済ませたに違いない。検案は、警察や救急医からの第一次情報をもとにしての外見確認だけだから短時間で終わったはずである。

葬儀社からやってきた二人の男性スタッフは、棺を指定した位置に置くと、「早速ですが」と切り出して、目の前に何枚かの領収書と請求書を並べた。

「合計で十三万四六〇〇円です」

異状死扱いになると、検案や搬送その他の費用は全額遺族負担だと事情聴取の際に警察から聞いていたが、まさか十万円を超すとは思わなかった。しかも現金払いのみだという。

私は慌てて眼鏡をかけてしっかり請求額を確かめた。

葬儀社の請求書には「八万八二二〇円」とあり、次のような明細が記されていた。

●搬送施行人件費……二万円
●寝台車・病院へのお迎え……一万六三〇〇円
●寝台車・検案施設往復……二万三九〇〇円

●防水シーツなど……二万円
●消費税……八〇二〇円
搬送施行とは救急病院から葬儀社への片道と、嘱託医がいる施設への搬送、そして施設から葬儀社での納棺を経て自宅までの搬送のことであろう。車両のレンタル代のほかに防水シーツなどの消耗品代もついていた。それと高速道路使用料が一三八〇円。

東京都を管轄する警視庁をはじめ各県警の多くは、遺体を搬送する専用車を用意しているし、遺体の保管と検案を警察署内で済ませる方式をとっている。ところが神奈川県警は、民間の葬儀社に搬送も保管も委託しているため、遺族が費用を負担することになる（と、後から知った）。

もう一枚の領収書は葬儀社が立て替えたもので、嘱託医による検案料が四万五〇〇〇円かかったことがわかった。このほか、救急搬送された病院に支払った当日の処置料を含めると十五万円を超えた。神奈川県で異状死扱いになるとこんなにお金がかかるとはまったく知らなかった。かなりの出費を覚悟しておく必要があるのに、県民にはこうした情報がほとんど広まっていない。どこへ問い合わせをしてよいかも知らされていない。

どの地域でも同じだとは思うが、葬儀社の費用は実走代（註・搬送時の距離を計算）と人件費と高速代や備品代などの合計だ。それらは各社から見積もりを取って見比べれば相場もだいたい見当がつく。ただ、一般的にいうと警察が紹介する葬儀社は、今時のコンパクトな葬儀を売りにする会社よりは割高な傾向がある。

検案の代金だけは実施施設が同じであれば変わりようがなく、遺族が負担することになる。だから、搬送代金や人件費がリーズナブルな葬儀社を選ぶしか、節約の方法はない。

遺体を前に現金払い

初めて目にした死体検案料の領収書は、値段は印字されていたが、但し書きの欄に母の名が手書きで書き込まれ、受領印と検案をした施設の住所や院長名がスタンプされていた。四万五〇〇〇円という金額が税込みかどうかさえもわからない。この検案料が高いのか安いのか、常識的な値段なのかも見当がつかない。しばらく無言で領収書を眺めている私を前に、葬儀社のスタッフは私の質問を見透かすかのように、先回りして釈明した。

「私どもは、嘱託医の先生から請求されたお値段をご遺族様に代わってお支払いし、それをご請求させていただいているだけですから、個々のお値段についてはわかりかねます」

遺体の保管と検案をする施設への搬送を担当した彼らは、迅速に仕事をしてくれたし、感謝もしている。でも、なぜ葬儀社が検案料を立て替えることになっているのか？

――皆さんは、おかしいと思ったことはないの？

葬儀社の営業担当は聞こえないふりをしている。面倒な質問に答えるつもりはさらさらなさそうだ。それでも再度尋ねた。

――我が家は検案料が無料だった東京から引っ越して来ましたでしょ。だから、なぜこんなにも違うのかとフシギなんですよ。これって横浜では平均的なお値段なんですか？

「そうだと思いますけれど、これ以上は……なぜこんなに料金がかかるんだとお叱りを受けることもありますが、私どもは立て替えた検案料の領収書をご遺族に渡すだけですから、お答えのしようがないのです。東京都が無料ですからよけいに不審がられますけれど、検案料に関しては警察に聞いてくださいと言うしかありません」

葬儀社にしてみれば、立て替えた自分たちに文句を言われ、迷惑至極と言いたげだ。それにしても嘱託医や葬儀社は、通夜や葬儀のことで頭がいっぱいの取り込み中に現金払いで請求される遺族の気持ちを考えたことがあるのだろうか？　棺に収まって帰宅したばかりの家族を前にして現金を請求されるのは心が折れる。後日に銀行振り込みなどで支払えるようにいくつかの選択肢を用意してくれればよいのに。もし、検案を担当した医師から「ご愁傷様でした」のひとことでも添えて、葬儀後に請求書が送られてきたなら遺族の感情はそうとう違うのに。

異状死扱いになった家族が検視や検案を経て自宅に戻るまでのプロセスや、私たちがしなければならないこと、そして払わなければならない費用について、あまりに情報が少なすぎる。そんなわからないことだらけの中で、葬儀社が立て替えておいたからと検案料の請求書を差し出すのである。言われたとおりに払わざるを得ないではないか。こんな不透明な支払いシステムがまかりとおっているのは、警察と嘱託医と葬儀社があうんの呼吸のもとに連携して、三者の利権構造ができあがっているのではないかと、ついうがった考えもしたくなるというものだ。

葬儀社の担当者は、「次の約束があるので」と半分腰を浮かせた。そこで請求書の内訳に前夜の遺体保管料が入っていないことを指摘すると、あっさりと「あ、保管料はけっこうです。サービスさせていただきます」と言って立ち去った。

母親が施設で異状死したことを話してくれたミドリさんは、私と同じ神奈川県でも川崎市在住。参考までに彼女が支払った費用も以下に記しておく。

病院へは、文書料（検案書代）四四〇〇円、自費処置料として四万六二〇〇円。おそらくこの金額に救急救命のための診察処置料と検案料が含まれているのだと思う。

「火葬の予約がすぐに取れなくて、川崎市から東京都府中市の火葬場まで運ぶために、二日間、葬儀社に遺体を保管してもらいました」

そのための寝台車車両代が第一日目として車庫→病院→安置所の搬送で二万六四〇〇円、翌日の分が車庫→安置所→火葬場の搬送で一万九八〇〇円。病院への支払いと合わせて九万六八〇〇円だった。予想外の出費には今もって納得がいかないとミドリさんも話した。

新旧、業界の温度差

搬送を担当した葬儀社が引き揚げてから、別室で待っていた直葬を担当する葬儀社と打ち合わせをした。もともと我が家は神道なので戒名も四十九日の法要も必要ない。仏式に比べて大変に簡素だ。「葬儀は最低限のことだけでよい」という母の遺志通り、お別れ会は自宅で済ませ、翌日火葬場に直行することに決めていた。

私たちが葬儀を依頼した葬儀社には若いスタッフが多く、彼らはよけいな情緒を交えずにビジネスライクに仕切ってくれる。また葬儀業界に関する質問をしても、自分たちも興味があるせいかフランクに現状について話してくれる。

おそらく警察が紹介してくれた葬儀社との今朝のやりとりが、別室に控えていた彼らにも聞こえていたのだろう。若い担当者がこう説明してくれた。

「日頃から警察と関係が深い昔からの業者さんは、警察から連絡が来ればすぐに動けるんですよ。しかし、僕ら新規参入の業者は病院へのお迎えや警察が決めた検案の施設まで出向くのに時間がかかることがあります。ご遺族から依頼があれば、もちろんご遺体の保管や搬送はお引き受けしますけれど、やはり警察となじみのある業者さんとは機動力が全然違います」

従来からの警察との付き合いが深い葬儀社は、互いにもちつもたれつの関係があるから、連携プレイが素早くできる。そんな彼らの説明を聞きながら、病院で警察が推薦した葬儀社が登場したタイミングの絶妙さ、その早さに、あうんの呼吸に近いものがあったことを思い出してしまった。

それにしても葬儀社が検案の費用を立て替えるというシステムは、透明性の上からも首をひねりたくなる。この点を新規参入の葬儀社に聞いてみると、「神奈川県ではそういう約束事になっているので従うしかない」という返事だった。警察、嘱託医、葬儀社という三者の力関係を考えれば、誰が強者で誰が弱者かということは一目瞭然だ。

また、ひとつの施設に検案や解剖が集中するのもどういう理由からかよくわからない。

「あそこは朝早くから受け付けてくれますし、とにかく作業が早いんですよ。営業時間も長いから警察も予約が入れやすい。使いやすい施設なのだと思います」

なーるほど……。実際、両親や祖父母が異状死扱いになったという横浜市在住の知り合い数人に尋ねたところ、みな同じ施設でお世話になっていた。

もう一人の葬儀社スタッフが言う。

「たまに大学病院に検案をお願いすることもありますが、入院して亡くなった方の病理解剖が優先されます。ですからどうしても警察にとって一番使い勝手のよい先生のところにご遺体が集まってしまうのです。病院から施設までの搬送は警察と付き合いの長い葬儀社が担当し、僕らは検案を済ませてから頼まれることがほとんどです」

――一体あたりの検案時間は知れていますね。

「解剖となれば別ですが、検案の所要時間は一体あたり五分くらいかもしれません」

これほど効率よく作業が行われていることに半ば感心、半ば驚いた私は、葬儀が終わってから搬送を担当した葬儀社に確認の電話を入れてみた。

――あの日は、かなり早い時間に検案が行われたようですが、そんな早朝から受け付けているのですか？　時間は警察から連絡が入るのですか？

「そうです。警察が検案の先生と時間調整をしてこちらに知らせてきます。電話が来たら、我々は指定された時間に間に合うよう、すぐにご遺体を搬送し検案を受けていただきます。毎日午前七時から始まりますから、その前に到着して待機しています。案件によっては早めに受け付けてくれることもあります。終わったら代金をお立て替えし、それから社へ寄ってご遺体の身支度を整えてご遺族の元へお返しするのです」

〝流れ作業〟という表現は言いすぎかもしれないが、警察と葬儀社と検案施設の三者は、緊密な連携のもとに効率よく稼働していることがわかった。そうでなければ、年間おびただしい数にのぼる検案や解剖をとても一ヶ所でまかなうことはできない。

辞世の歌を添えて

さて、すべての葬儀の打ち合わせが済んだところで専門の化粧師がやってきて、生前の写真を参考に母に最後の化粧をほどこしてくれた。愛用のウィッグをつけると一気に若返り、行動的な生活を送っていた頃の表情が甦った。母が自分のために作った、ろうけつ染めのローズ色の着物を上からかけてあげると、満足げな表情を見せたような気がした。
神棚の奥から短冊にしたためた辞世の歌も見つかったので写真の脇に供えた。

はらからの集い給ひし　よみのくに
仲間に入りて　また楽しまむ

奈良大学名誉教授の上野誠さんが提唱する体感訳をまねれば、〝先に亡くなった両親や兄弟姉妹、親族が集うあの世。自分もそこへ行ったら仲間に入って、この世と同じにまた楽しんじゃうわよ〜〟となるんだろう。なんとまあ、母らしい。今頃、母の魂はあの世への旅の途中なのか。それとももすでに無事着いて、仲の良かった兄弟姉妹や両親、そして夫や親友たちと再会して、もうできあがっているくらいに呑んで、笑いさざめいているのかもしれない。そう思いながら、棺の中でのんきに昼寝でもしているように見える母の顔をのぞき込んだ。

換気のために窓を開けると、沈丁花の芳香が漂っている。テレビからは、イタリアが主要都市をロックダウン、WHOがついに世界的なパンデミックを宣言と、一月末から日本でも感染拡大が続く新型コロナウイルスのニュースが流れてきた。

夕方から親族と、長い間通い続けてくださった書道のお弟子さんたちを交え、自宅でお別れ会をした。翌日は朝の六時半に出棺。マンションのエレベーターを使って駐車場へと移動し、母の希望通り他の居住者のご迷惑にならぬよう、そっと家を出た。子供たちと孫たちと愛犬という、ほんとうに身内だけの見送りで火葬場へ向かい、母の望み通りの簡素な葬儀を終えた。

骨箱に収まった母を抱えて昼過ぎに帰宅。一段落したところで葬儀社への支払いなど書類を見直すと、検案書を再発行してもらいたい場合の案内書が一枚同封されていた。検案をした嘱託医が保険会社などの指定用紙に記入する場合は一万六〇〇〇円、検案書を再発行する時は一通あたり一万一〇〇〇円とある。東京都監察医務院の場合、検案書を含む検案料金は無料、検案書の再発行手数料はたった九〇〇〇円。都内二十三区で亡くなった父の時と比べると、なんという違いだろう。

母に「お疲れ様」と声をかけ、新しい榊を用意した神棚に写真とともに収めると、急にこの四日間の疲れに襲われて、私はソファにどうっと倒れ込んだ。

市も警察も、ほんにゃら回答

五月も半ばを過ぎ、コロナ禍での緊急事態宣言がいったん解除になった頃、香典の返礼やらが一段落したので横浜市に電話をして、死体検案料の根拠や監察医制度を廃止した理由などを聞いてみようと思い立った。

水道料金や介護保険料が自治体によって差があるのは、それぞれの自治体の施設管理の問題や財政事情が影響しているからだろうと想像はできる。理解もする。しかし、人生の最期に受ける医療行為（＝検案）の値段や死亡診断書にあたる検案書代が、東京都と横浜市でこんなに違うのはどういう理由があるのか？　いやこの二都市だけでなく全国ばらばらというのは、どう考えても腑《ふ》に落ちない。

そこでまず市役所に電話をしたところ、内線をあちこちに回されたあげく「えーっとですね、お答えできる担当の部署がこちらにはありません」との返事。〝それなら早くそう言ってくれ〟と思いながらも、電話口に出た係に「保健福祉の担当とか、公衆衛生の係とか、どなたかおられないのでしょうか？」と質問してみるが、不毛なやりとりが続く。

「ですから先ほど申し上げたように、市役所ではわかりかねるんですよ」

――じゃあ、どこに質問をすればよいのですか？

「（しばらくあって）県警に問い合わせてみてください」

――警察ですか？

これからの多死社会で私のような体験をする市民が増えると思われるのに、なぜ自分たちは管轄外などと言えるのだろう？　市役所は異状死を市民生活に関わる問題とは思っていないようだ。公衆衛生や市民の福祉、死者の尊厳に関わることなのにそっけなく県警に聞くように言われて、自分のほうがとんちんかんな問い合わせをして迷惑をかけたように感じてしまった。

次の日、救急病院で事情聴取を受けた時にもらった所轄警察署の名刺を取り出し連絡を入れると、当日お世話になった刑事さんはあいにく不在だった。代わりに市民生活相談課と名乗る広報官らしき方が応対してくれたので、さっそく心に溜まっていたもやもやを話してみた。

――三月に介護施設から救急搬送されて亡くなった母がお世話になった者です。警察から紹介された施設で検案をしていただいたのですが、遺族負担と言われて四万五〇〇〇円を支払いました。なぜ横浜市はこんなにお値段が高いのかと市役所に問い合わせたら、〝こちらではわかりません、県警に問い合わせるように〟と言われました。検案料の基準はあるのでしょうか？

すると、このような問い合わせに慣れっこの様子の担当者はすぐにこう答えた。

「すみませんね、神奈川県ははっきり言って検案料が高いです」

こう言われてしまうと出鼻をくじかれる。というか次の言葉が見つからず、相手の話をうけたまわるしかなくなる。

「東京都から神奈川県に移ってきた方からはよくお叱りをいただくんです。しかし、監察医務院がある東京都とは制度が違いますからね。検案料は担当の先生方がそれぞれ決めていまして、警察や役所は関係ないんです」

——それは自由診療扱いってことですか?

「ええ。検案料は先生方への謝礼という考え方ですから」

あの日、病院へ事情聴取に来た刑事さんが、検案料に関して「値段はいろいろ」と話したのは自由診療枠の意味だったのか、と私はようやく理解した。説明によれば、「横浜市の場合、検案料はだいたい三万円から六万円台までと幅があり、解剖となれば九万円かかる」とのことだった。

ふだん、保険証を提示して受ける医師の診察は国民健康保険法に基づく診療なので消費税はかからない。保険料を滞納して保険証を更新してもらえない患者が診察を受けても、課税はされない。しかし、検案料が保険外適用の自由診療扱いならば消費税がかかっているはずだが、渡された領収書には消費税の額も書かれていなかった。

不明瞭な料金設定

「あのですね、お問い合わせの施設はそれでもほかより安いんです。正直言ってほかはもっと高いです」

――ほかとは大学の法医学教室のことですか？

「まあ、そういうことです。嘱託医の先生はもう一人おられますけれどね」

――県や市は補助金を出したりしないのでしょうか？

「事件性のあるご遺体の司法解剖は国費で支払いますが、その他の解剖や検案はご遺族にお願いしているんですよ。公費負担があるのは生活保護家庭のみです。そのように決まっているのでご理解いただくしかないんですよ、すみませんね」

お隣の東京都は公費でまかなってくれる。それを意識しているのか、説明をする広報係は〝すみませんね〟を連発する。市民から全額負担に対する苦情が寄せられているに違いない。葬儀社の中には、ホームページで「横浜市民は病院以外で死ぬと高く付く」と、ご親切な注意を載せているところまである。それなのに警察署も自治体も料金については積極的に市民に知らせようとしない。

――あの、もうひとつ伺っていいですか？　横浜市内や県内からご遺体が集まって、一ヶ所で検死や解剖が行われていると聞いていますが、こうした現状を警察はどうお考えなんでしょう？

「そうおっしゃいますけれどね、県内でお願いできる先生は一、二名しかおられませんから、どうしても同じ施設にご遺体を搬送することが多くなるんですよ。人材が限られていますから」

市民からの素朴な疑問も、すべては現場の人材不足と行政の財源不足のせいと言いたいらしい。この現状を指導的立場にある市も県も厚労省も見て見ぬふりをしている。これだから、今日の上に明日が上塗りされていくのだ。

何年同じ議論をしているのか

さて、横浜市は二〇一五年に監察医制度を廃止した（註・監察医制度については第六章で詳しく述べる）。神奈川県定例議会の議事録を見ると、監察医制度を廃止するずっと前から、高額な遺族負担や死因究明に関する制度の問題点を野党側議員が繰り返し質問をしている。その中に私とほぼ同様の体験をしたAさんの例を取り上げた質疑があった。二〇一二（平成二十四）年当時の議事録によると質問者は「神奈川ネット」所属の議員で、回答しているのは保健福祉局長だ。少し長くなるが、以下に引用する（太字は筆者が記した）。

若林智子議員　私は、昨年末、ご家族を亡くされたAさんから横浜市域における監察医制度について問題提起をいただきました。Aさんのご家族のご遺体は、警察の死因調査の結果、監察医による検案を受けることになりました。Aさんは、警察官から、ご遺体を葬儀社の車両で搬送しなければならないこと、搬送、検案、解剖の責任及び費用については遺族の負担とする旨説明を受け、ある葬儀社を紹介されたとのことです。Aさんは特定の葬儀社を紹介されたことや警察官が提示した費用**およそ15万円**を遺族が負担するとした法的根拠に疑問を感じながらも、監察医の行う検案や解剖は拒否できないという前提で進められた手続にのっとり、承諾書に署名、捺印されました。

その結果、検案を終えて、監察医に対して4万円、葬儀社に対して遺体搬送費および検視介添え処置料金として8万6000円、総額12万6000円の費用を負担されています。

横浜市において、監察医が行う検案や解剖は政令による**行政行為**とされていますが、遺族が費用を負担しなければならないという法的根拠はありません。Aさんが求めた、遺族が検案及び解剖の費用を負担するという法的根拠の提示に対しては、警察官は、**法的根拠はありません**と答え、より丁寧な説明を行った上で負担をお願いするしかなかったと思います。

神奈川県監察医の業務に係る費用に関する基準には、死体検案費用（基準額1万円）や解剖費用（基準額5万円）が定められていますが、遺族にはこの**基準額も知らされません**。これらは、本来、解剖に関する遺族の承諾書を作成する際に説明されるべきと考えます。

Aさんは、負担した検案費用について、ご自分の事例が特別な事例なのかどうか確認したいと考え、検案などの費用に関する記録について情報公開請求も試みましたが、**行政文書公開拒否決定通知書を受け取る**ことになりました。

監察医が提出する報告書及び記録に関する基準では、知事が委嘱している監察医が解剖を行った内容を、県に対して所定の報告書等により提出することを定めていますが、その報告は一部に限られ、監察医がすべての情報を保管している状況です。そのため、監察医から県に提出されていない記録などについて、遺族らが県に対し公開請求をしても、原則的には**開示の対象とされません**。

ここまで現状を説明した後、若林議員は検案内容や費用の透明性を確保すべきだと発言し、ご遺族からの開示請求にも答えるべきだと質問を締めくくっている。

それに対しての回答は以下の通り。

保健福祉局長　検案や解剖に要する費用の内訳がわかりにくいというご指摘でございますが、現在、監察医からは領収書が発行されております。その内訳までは記載するようになっておりません。このため、透明性を確保するために、監察医に対して**費用の内訳を明確にした領収書の発行を義務づける**など、神奈川県監察医の業務に係る費用に関する基準の見直しを検討してまいります。

また、遺族への情報提供に関しては、検案や解剖の情報の取り扱いを定めた神奈川県監察医が提出する報告書及び記録に関する基準がありまして、その中で県が必要と認めた場合、監察医に対しての**記録の提供**を求めることができることになっております。このため、遺族から県に対して情報提供の依頼があれば、犯罪に関係する場合を除いて、県から監察医に対して記録の提供を求め、それを遺族の方にお渡しできるよう見直しを**検討してまいりたい**と考えております。これらの検討に当たりましては、警察本部や神奈川県監察医委員会の意見を聞きながら進めてまいります。

もう一度言う。この質疑応答が行われたのは二〇一二（平成二十四）年である。その時からいったい何年経っているのだろう！　若林議員の質疑内容にあるように、「法的根拠がない」にも関わらず、全国でも神奈川県だけといわれる遺族全額負担が二〇二二年三月の時点でも続いていたのだ。また、遺族が監察医の報告書を目にしたくても「原則的には開示の対象とされない」ことも改善は見られていない。答弁に立った保健福祉局長は「見直しを検討する」と答えているのに、ほとんど何も変わっていない。

若林議員は厚生常任委員会でも遺族負担の根拠を質問しているが、答弁に立った医療課長は「少なくとも他の神奈川県内、横浜市以外の場所における解剖と整合性を取るために、ご遺族にご負担をいただいている」と公平性のバランスを保つことを強調するが、この答弁がおかしいのは、公金の補助がある全国とのバランスの整合性を取ることへの配慮が欠けている点にこそある。また、遺族に検案や解剖の情報が何も開示されない点については、「監察医は公務員ではないので、遺族に対して開示の義務はない」と答弁しているが、監察医は行政行為を請け負っているのだから、この説明も納得しがたい。

適正な額とは

そもそも、日本全国の都道府県のどの地域で異状死扱いされるかによって、支払額や扱われ方が大きく違うのはおかしくないか。無料の自治体もあれば全額遺族負担の自治体もあるのは不公平だ。誰がどこで亡くなっても居住地に関係なく、公平に近い金額にできないものか。いったい死亡診断書や検案料の適正な価格とはいかなるものなのか？　全国の平均金額はいくらぐらいなのか？

厚労省の行政推進調査事業の補助金を使って、全国の都道府県と市町村に配布されたアンケート『死亡診断書等の交付に要する費用等に関する調査』を見ると、全国の死亡診断書（註・異状死の場合は「検案書」となる）のおよその値段がわかる。報告されたのは二〇一七（平成二十九）年だから、多少値上がりしているとは思うが、自分が住んでいる都道府県ではどれくらいの出費がありそうなのか、全国平均に比べて安いのか高いのか……などを一度確認してみてはどうだろうか。

以下に厚労省の調査報告の中から死亡診断書と検案料を中心に紹介するので、参考にしていただきたい。

死亡診断書も死体検案書の料金どちらも、医療機関や警察医が自由な裁量で決めてよいことになっている。つまり保険のきかない自由診療の料金設定である。診断書の発行料金に基準を設けていないと回答した自治体は全体の八十九・二パーセントに達しているところをみると、ほとんどの遺族は医療機関や嘱託医、葬儀会社などの言い値で支払っていることになりそうだ。

残りの十・八パーセントは自治体条例で規定を設けたり、地方公共団体の手数料の基準に関する政令に合わせたり、地元医師会と基準を設定したりしている。

死亡診断書の全国の平均額は三五七四円、検案書の平均額は七〇八七円だ。横浜市民が再発行の場合に支払う一通あたり一万一〇〇〇円という料金が、他県に比べて割高感があることはこのアンケート結果からもみてとれる。

ちなみに、自由診療の分野に医師会が規定料金を設けたりするのは違反行為になるという。何の法律にひっかかるのかと思ったら、公正取引委員会のホームページに次のような説明が載っていた。

〝自由診療料金や文書料金を医師会が決定している場合には、原則として違反となる。また、標準料金等会員の料金設定の基準となるものを決定している場合にも、原則として違反となる〟

独禁法ですか……。

検案料の一律化ができないのは独禁法の問題だけではない。やはり地方ごとの物価や人件費の高低が反映されているため、全国どこも同じ料金というわけにはいかないようだ。

検案料の内訳をみると、嘱託医が作業に費やした時間、検案が行われた日時（例えば平日でも深夜の時間帯や年末年始にかかれば休日加算が付く）、検案の場所まで出張した所要時間、自分の医院での診察を中止して警察の緊急要請に応えた場合や遺体の損傷の状況など、さまざまな要素が加味されている。全国どこもそれぞれの事情や基準があるため、料金のばらばら感が際立っている。

そのため厚労省の専門家会議では、標準的な値段を出してそれを自治体の算出モデルにするよう働きかけている。それによると以下のような金額が具体的にあがっている。

○基本検案料　　一万五〇〇〇円
○文書作成料　　五〇〇〇円

○現場検案時間内加算　一時間以上のとき一〇〇〇円
○時間外加算　診療時間後～午後十時、午前八時～診療時間開始前、二〇〇〇円
○深夜加算　午後十時～午前八時、五〇〇〇円
○往診料　十キロまで七〇〇〇円、十キロ超一万円
○緊急往診加算　十キロまで四〇〇〇円、十キロ超五〇〇〇円。診療時間外に往診を行った場合は十キロまで七〇〇〇円、十キロ超一万円。当番日以外で深夜に往診を行った場合十キロ一万四〇〇〇円、十キロ超二万円
○年末年始休日加算　一日三〇〇〇円

そのほか、公衆衛生上の理由から薬物中毒や感染症の疑いがある遺体を検査したり、死後画像診断としてCTを撮影する場合は、警察が費用を負担することが決まっている。しかし、異状死の場合は公衆衛生上の必要があると判断されている検査も、遺族負担とする自治体が少なくない。基本検案料と基本検案書代をのぞけば、あとはその時の状況次第で値段が変動する。これらの付加的料金は当然、自治体によってかなり幅がある。

非公開が多すぎる

遺族へは料金の算定方法や検案料の設定基準があることくらい知らせてもよいと思うが、渡される請求書には内訳もなければ消費税の有無も記していない場合がほとんどではないだろうか。自由診療扱いの料金であることも知らされていない。生活保護世帯には自治体が公費負担をしているとはいってもそれは一部の例外で、大多数の遺族は知らないまま、言われるままに支払っている。監察医制度のある東京都などのように無料とはいわないまでも、半額くらいは公費負担してほしいと思う。生活保護を受けていなくても、横浜市のように十数万円にもなる高額な料金を払えない遺族はどうすればよいのだろうか？

厚労省の「死亡診断書（死体検案書）記入マニュアル」には次のような文言が添えられている。

「死亡診断書（死体検案書）を交付するに当たり、遺族等からの要望があった場合、死亡診断書（死体検案書）の内容について遺族へできるだけ丁寧に説明を行っていただくよう配慮をお願いするとともに、遺族から徴収する検案料については、実費を勘案して適正な額としてください」

厚労省はこのように「適正な額」を算出するよう指導はしているつもりだろうが、実にあいまいな表現としか言いようがない。

死因究明はその基となる法律（死因究明等推進基本法。第七章で詳述）に、犯罪の有無を判断、公衆衛生の向上と並んで、「生命の尊重、個人の尊厳の保持が基本理念」だと書かれているが、全国ばらばらの金額で、死因究明にもでこぼこがあるような現状では、基本理念が守られているとは言い難い。

私は、神奈川県を代表する検案を担当する施設に、東京都は無料なのになぜ横浜市は高額なのかと尋ねてみたことがある。それに対してスタッフはこう答えた。

「東京都は集めた税金の中から支払っているから同じことですよ。その分も都税に組み込まれているから、東京都は無料じゃありません」

検案料の出どころは詰まるところ税金なのだから負担は同じだと説明されても、「なるほど、そうですね」とは言えなかった。

やっぱりあった「警・葬の癒着」

異状死扱いになった場合の費用は全額遺族負担という神奈川方式。こんな高額な費用を誰もが即金で支払えると思い込んでいる警察や行政は市民に甘えすぎていませんか？　そして警察と葬儀社は、いったいどのような関係にあるのか……。

そうしたらやっぱりと言うべきか、神奈川県警大和警察署の警部補と葬儀社との〝ズブズブな関係〟が明るみに出て、二〇二一年十一月に警部補と葬儀社の担当が贈収賄罪で逮捕されるという報道が世間を騒がせた。警察署で扱った遺体の搬送を、同僚の警察官の妻が経営する葬儀会社を使うようにと紹介し、そのたびに現金や商品券、合わせて二〇〇万円ほどを受け取っていたというニュースを聞き、「やっぱりね」とうなずきあった県民がどれほど多いかを、神奈川県警は肝に銘じていただきたい。

搬送車両が警察署に十分用意されていないことを理由に、異状死と判定されて検案が必要になった遺体の保管や搬送業務を葬儀社に丸投げしていたのは全国でも神奈川県警だけ。しかも葬儀社とのこうした関係が、どの署でも半ば慣例化されていたことが明らかになった。これでは〝警察官の職務の公正に対する社会の信頼が相当程度害された〟と裁判官が述べるのもあたりまえだ。

二〇二二年三月十五日に横浜地方裁判所で逮捕された警部補に執行猶予つきの有罪が確定したことで、県警は県議会で再発防止策に取り組む姿勢を表明。二〇二二年度の一般会計予算に五〇〇〇万円を計上して、今後数年かけて県下の全警察署に遺体搬送用の専用車両と遺体の冷蔵保管庫を整備するという。また、搬送業務を葬儀社にまかせることをやめて県警が自分たちで行うことも決まった。正常なシステムになるまで時間はかかるだろうが、市民の信頼を取り戻すこと、遺族の金銭面の負担が減ることを望むしかない。

第四章
異状死は減らせるか？

第一報をどこに入れるか

第三章までは異状死扱いになると犯罪を疑う警察が介入し、遺族は事情聴取をされ、遺体は検視、検案を受けることを記してきた。できることなら家族を異状死扱いにさせたくないし、自分もなりたくない。入院先の病院で死ねばそうならない可能性は高いが、かといって病院で死ぬのはもっと気が進まない。誰だって病気が終末期になれば家に戻って心安らかに旅立ちたいと願うだろう。それがごく普通の感覚だと私は思っている。

「確実に診断された内因性疾患で死亡したことが明らか」ならば、自宅で亡くなっても異状死にはならない。そのためには、少なくとも以下の三つを心がける必要がある。

一　日頃から、体調管理と診察と往診を頼めるかかりつけ医を決めておく。最期は、委《ゆだ》ねる気持ちが大切

二　その医師に、最後の診取《みと》りと死亡診断書の作成を元気なうちから頼んでおく

三　救急車をむやみに呼ばない

一番目に書いた「委ねる気持ち」。結局、どんな人でも寝たきりになれば最後の二週間

くらいは自分で何もできなくなる。赤ん坊に戻るとはよくぞいったものだ。死は自分だけの問題とはいえないのである。信頼できる親族やかかりつけ医や友人など、自分以外の誰かに委ねる余裕を持って臨まなくてはならない。

異状死扱いになるかならないかの分岐点は、第一報を「どこに入れるか」によってほぼ決まる。そのために大切なのは、往診をいとわずいつでも応じてくれるかかりつけ医に日頃から定期健診をお願いし、家族を見守ってもらうことである。

意外とハードルが高いのは三番目かもしれない。「言うは易し、行うは難し」の典型例で、目の前で家族に苦しさで七転八倒などされたら、慌てて救急車を呼んでしまいがちだ。

実は母が亡くなる二ヶ月ほど前、心臓の動悸《どうき》が急に速くなって息苦しさを強く訴えたことがあった。明らかに異変だった。かかりつけ医から「急変が起きたら救急車を呼ばずに、私の携帯電話に連絡をしてください」といつも言われていたのに、私はパニックになって救急車の出動要請をしてしまった。搬送された病院から母は生還したからよかったものの、そのまま亡くなっていたら警察が病院にやってきただろう。

「救急車を呼ぶな、かかりつけ医につなげ」と、日頃から耳にたこができるくらい家族に頼んでおくと同時に、玄関の脇や目立つところに「お薬手帳」をぶら下げておいて救急隊員にすぐ渡せるようにしておく。薬の服用履歴があれば、搬送先の病院でも死因判断の参考になるはずだ。

ただ、自宅での最期をまっとうしようとすれば在宅支援医療と家族の理解が必要になるから、亡くなる時のことも事前に打ち合わせをして、どんなふうに〝人生を卒業したいか〟日頃から意思をしっかりと伝え合うことは大切だ。

日本法医学会の理事長で福岡大学法医学教室の久保教授は、「かかりつけ医と救急隊員、搬送先病院の連携を強化すれば、異状死は少し減らせるかもしれない」とし、以下の二点を今後の制度づくりとして提案する。

1　自宅へ駆けつけた救急隊も、死亡の場合は警察に通報するのではなく、まず「かかりつけ医」に通報する。

2　搬送先の病院も、死因がわからないからとすぐに警察に連絡をするのではなく、「かかりつけ医」に連絡をとる。

では、これで万全かというとそうでもない。ショートステイやデイサービスの施設で家族が異変を起こした場合は救急搬送され、異状死扱いになってしまう。ミドリさんの母親も私の母の場合も、たまたまショートステイ先の施設で異変が起きてしまった。

「施設内での看取《みと》りは増えていますが、ショートステイの施設で急変が起きた場合は119番を呼ぶしかない。異状死扱いは免れません」

こう話すのは千葉県柏市の「手賀の杜クリニック」院長で、千葉県医師会警察関係医療担当理事を務める志賀元医師である。

同じ敷地やすぐ近くにある医療法人が運営しているような介護施設なら、医療法人との連携をセールスポイントにしているので、入所者が急変しても病院の医師が駆けつけると思いがちだが、当直医以外の人員を確保していない限りそれは望めない。

「だから我々のような開業医が嘱託医として入ったほうが、施設内の診取りは成立しやすいのです」(志賀元医師)

医師の配置の問題だけではない、施設の入所者に急変が起きればそれがほんとうに避けられなかった事故だったのか、管理などに手抜かりがなかったのか警察が捜査することになるため、警察への届け出をしなくてはならない。

プライマリー・ケアの達人を探せ

息子の義父が享年七十九で自宅で亡くなった時は、かかりつけ医に死亡診断をしてもらえなかった。通院先が都内の大型総合病院だったため、主治医は往診ができなかったからだ。同じかかりつけ医でも町医者と総合病院の外来の主治医では、この点の対応が違ってくる。

私が小さい頃お世話になっていた近所の医院は、診察室の奥が自宅の空間になっていたため、お昼が近づくと料理の匂いが待合室まで漂ってきたり、子供たちの声が二階から聞こえてくるなど、いかにも町医者の雰囲気が満ちあふれていた。患者と医師とはご近所仲間だからほとんど顔見知りで、まさに地域医療の拠点になっていたものだ。

都内世田谷区から横浜市へ引っ越しをしてきた時に一番困ったのは、引っ越し前にお世話になっていたような町医者がどこにいるか、わからなかったことだ。もちろんネット検索をすれば、たちどころに近所のクリニック情報はいくらでも出てくる。しかし、今時の開業医は総合病院同様に「呼吸器内科」「消化器外科」「胆管外科」「アレルギー内科」「心療内科」などなど、専門性を売りにしている場合が多い。待たされたあげくに診察室に入ると、医師は初めての患者の顔をまともに見ないで、机の上のモニター画面に映る数値ばかり眺めている。これでは目の前にいる人間（患者）よりも病状や臓器に関心があるとしか思えない。診察後に言い渡される指示もどこか上から目線で、医師がひとりでほとんどの治療方針を決めてしまう。そんな経験やら見聞が頭をかすめるせいか、専門性を強調したような医院のホームページを閲覧しても、いまひとつお願いする気にならなかった。

母のためにかかりつけ医が必要だと感じたのは、九十歳になった母に年齢相応の衰えが見え始めたため、介護サービスを導入することを考え始めた頃だった。同居者の私が、仕事の都合で一年の半分近く家を留守にするので、ひとりで過ごす日数はどうしても増える。今後のことを考えてサービスを受ける準備をするには、どうしてもかかりつけ医の診断と判定が要る。

そこで地域医療を専門とする医院に絞って検索をしたところ、院長がプライマリー・ケアを実践する『実地医家のための会』会員の内科医院が、歩いて十分くらいの場所に見つかった。プライマリー・ケアとは、《簡単に言うと「身近にあって、何でも相談にのってくれる総合的な医療」》（日本プライマリ・ケア連合学会のホームページより）のことで、患者を病人ではなく、ひとりの社会生活を送る人間として心身相互から総合的に診察してくれる医療をさす。

評判を聞いてみると、長い間地域に溶け込んで在宅支援診療に貢献してきた医院であり、往診から在宅の診取りまでをこなしていることがわかった。お年寄りからの信頼が厚いなら間違いはないだろうと思って、お世話になることを決めた。

どこも悪くないと言い張る母をなんとか説得して連れて行くと、看板こそ出ているものの、医院のたたずまいは住宅街に溶け込んでいた。

初対面の院長は見るからに温厚で頼りになるベテランの方で、患者への対応や問診にも心遣いと慈愛を感じ、幸運な出会いに心から安堵した。血圧を測るのも血液を調べるのも「あら、何十年ぶりかしら」と、いちいち少女のように反応する母のまわりに笑いが起こり、初めての診察は無事に終わった。優れた町医者はそれこそ〝聴く力〟のプロで、目の前の患者ひとりひとりを、人生の物語を紡ぐ存在として捉えてくれる。そして、個性や考え方や生きてきたみちのりを尊重して、病気によって自分らしさが失われていないか、現在の生活の満足度はどれくらいか、何が患者に不具合や苦痛を与えているかなどを探り、患者とともにどういう治療方法がベストかを見つけてくれる。心身両面からサポートしてくれるこうした医師は、患者にとって神様以上の存在だ。心の安息にもつながるし、緊急時の不安も解消できる。

母が亡くなるまでお世話になった渡邊良医師は、つねづね「総合病院や大学病院の医師は各臓器の主治医だが、町医者はひとの主治医であり人生の伴走者」と話していた。考えてみれば、大学病院などの専門医療施設と地域医療を主にする医院とでは、まったく機能も使命も患者の扱いも違ってあたりまえなのだ。そこを踏まえた上での対応だった。

例えば薬の処方の仕方。患者の性格や病歴や生活を定点観察して最低限の量を渡してくれる。亡くなる一年半程前から夜の眠りが浅くなった母に、睡眠導入剤や精神安定剤を処方してほしいと頼んでみたが、かかりつけ医は決してむやみに薬を処方しなかった。今後、認知症を進めてしまう副作用があることを家族に説明をしてなるべく薬以外の方法を家族に考えさせた。往診をいとわず、携帯番号を知らせていつでも連絡をしてかまわないと言ってくれた。治療の情報を患者の家族と共有して、より平等な関係で治療法を決めてくれるので、信頼も醸成された。

だが、母にはこれほどのかかりつけ医がいたにもかかわらず、ショートステイ先の施設で思いもかけなかった事故が起きて、異状死扱いとなった。かえすがえすも残念でしかたない。

家族が看取りたがらない現実

実際に地域の包括医療を手がける医師たちは診取りの現場にどのように対処しているのだろうか？

二〇二二年の春、私は千葉県の北西部に位置する松戸市の在宅療養支援診療所を二ヶ所訪れて、現場で奮闘する医師から意見を伺った。

水戸街道沿いの江戸時代の松戸宿という歴史をもつ松戸市は、在宅医療サービスが充実していることでも知られている。それ以前のイメージといえば、一九六九（昭和四十四）年に就任した松本清市長（ドラッグストア『マツモトキヨシ』の創業者）が、市役所の縦割り思考を解消すべく創設したユニークな「すぐやる課」のおかげで、市の知名度は高かった。二〇一九（令和元）年には市役所が五十周年記念イベントを行ったほど市民に親しまれてきたサービスである。

上野駅からJR常磐線に乗り換えて北小金駅へ。訪問先の医療法人社団の「いらはら診療所」は、松戸市や柏市を中心とした東葛北部をカバーしている。エリア内の人口はおよそ百三十万人、高齢化率は二十一・六パーセント。五人に一人が高齢者という。なお松戸市だけをみれば、六十五歳以上の市民は十二万八七三九人（二〇二一年度階層別人口統計より）となる。

JR北小金駅からタクシーで数分の、静かな住宅街の中にある「いらはら診療所」には、外来診療、訪問診療、入院医療の他にデイサービスやリハビリ、終末期の緩和ケア、グリーフケア、隣接した老人ホームなどさまざまのサービスが備わっている。これらの機能を駆使して切れ目のない医療サービスを地域に提供し、住民たちの頼もしい存在になっている。年間約八三〇〇回の訪問診療をこなし、自宅での診取りは毎年五十数名に及ぶという、まさに地域の基幹診療所といえよう。

苛原《いらはら》実院長は「全国在宅療養支援医協会」や「地域共生を支える医療・介護・市民全国ネットワーク」の要職も務め、連日ハードスケジュールをこなしているが、可能な限り日曜はきちんと休みを取り、節制した日々を心がけているという。白衣を着ていないと大柄で頼りがいのある少年野球チームの監督のような印象を受ける。院長のほかに常勤、非常勤合わせて十三名の医師が外来から入院、訪問診療までを担当している。

苛原院長は、大きな体軀《たいく》を折りたたみ椅子に収めて話を始めた。

「我々が診取る患者さんはガンの末期か老衰の方がほとんどですから、亡くなる時期の予測はだいたいつきます。ですからほとんどは異状死扱いにはならず、問題なく死亡診断書を発行しています。ただ、中には〝救急車は呼ばないでください〟と、口をすっぱくするほどご家族に話していても、つい１１９番してしまって警察扱いになる例もありますね」

――在宅で診取った時に、異状死だと思われるケースもありますか？

「一般的に九十歳を越えると老衰で亡くなる方が多いのですが、老衰には直接の死因が別にある。だから、厳密にいえば死因究明をする必要があります。しかし、老衰で亡くなった方を解剖することを家族が望みますか？　国にそんなお金があるんですか？　そういう

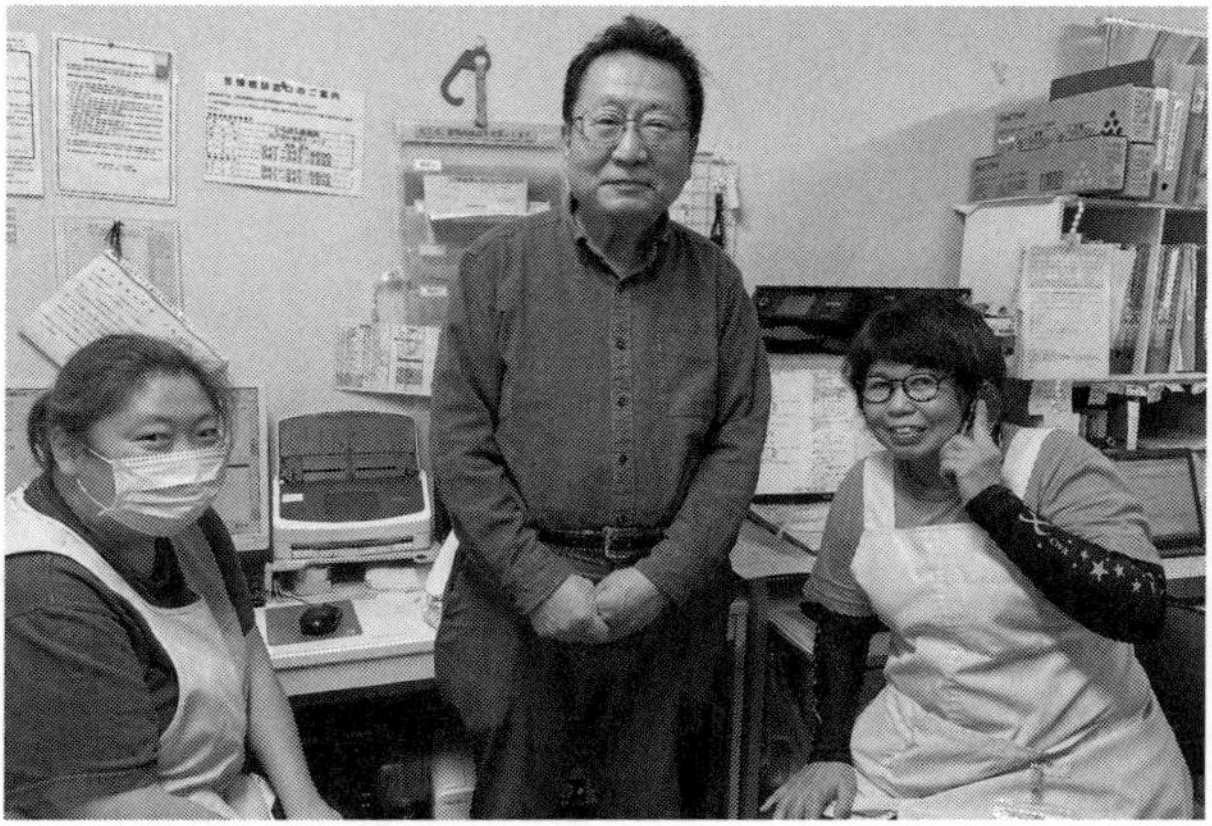

地域の基幹診療所を担う苛原実院長と、朗らかなスタッフたち

ことなのです」

さらに、昨今の家族意識の変化をあげて、自宅で最期を看取る難しさも指摘する。

「介護保険ができる前は、家族がお年寄りの面倒を看るのがあたりまえでしたが、今はいったん入院させると退院させたがらない。老人とは一緒に暮らしたくないという風潮があります。ですから、あるところまでは在宅介護もできますが、要介護5くらい重度となればかなり難しいというのが現実です」

なぜこのように様変わりしてしまったか？　それはひと昔前に比べてヒトの「死」が日常から切り離され管理されているため、祖父母らの亡くなる様子を見たことがないという家族が増えているからだと苛原院長は話す。

「そのため、容態が急変すれば家族が慌ててしまうのです。介護職員だって死を見るのが怖いと言いますから。しかし介護職は看取りをしなきゃ駄目なんです。看取りをしてこそ『生』が実感できる。ですから、死はあたりまえのことで怖くないと、繰り返し教え込むことが介護職にも家族にも必要なのです」

元気なうちから死を意識する

夜中に、患者さんが亡くなったという知らせが来ることもある。

「ご家族から連絡が来ればもちろんすぐに行きますよ。しかし、翌朝出かけて診取り、死亡診断書を書く。それでもよいというゆるやかな形にしないと地域の在宅療養支援の診療所はなかなか増えません」

このように話すのにはわけがある。

現在の在宅支援は二十四時間対応可能ないくつかの条件を満たせば厚労省から在宅療養支援診療所として認定され、診療報酬も加算される。しかし、地域医療を支えるクリニックや診療所は個人経営が多いので、医師がひとりで診察から診取りまで二十四時間対応するには無理がある。厚労省の在宅療養支援診療所の条件がもうすこしゆるやかになれば、訪問診療を行うクリニックも増えるだろうに。それが現場の切実な声なのである。

ここ三年ほどはコロナ禍の影響もあり、在宅で知らぬうちに亡くなっているケースも増えて、時々警察から連絡が来るという。

「だいたいが通院歴とかどんな薬を処方していたかの問い合わせです。しかし、警察とデータ共有はしていません」

——かかりつけ医と救急病院と薬局などをネットワーク化して、データを共有するシステムはどう思われますか？　異状死扱いが少しは減ると思いますが。

「そのためには共有用のカルテを別に作らなければなりませんし、データをハッキングされる危険性もあるので難しいですね。とにかく目の前の患者さんのことで我々は精一杯なんですよ」

そう話しながらも、「患者さんと世間話をしながらの毎日は、楽しく充実している」と語る苛原医師。

「かかりつけ医を持つことは私も大賛成です。しかし、かかりつけ医といってもいろいろです。いつでも往診できる診療所は全体の一割くらいでしょうし、訪問診療を行わない診療所の医師は診取りをしませんから、かかりつけ医として最期まで診ることはできない」

——となると、かかりつけ医を探すのも慎重でなくてはなりませんね。

「自分の希望に合った在宅医療を提供してくれる医者を見つけることが大切です。それとね、何が起きても慌てないことです。日頃から死に対しての心構えをしっかりと持つことが大切です。医師は連絡を受ければ、必ず患者のもとへ駆けつけますから。救急車を呼ばずに待っていてください」

そうか、元気なうちから自分や家族の死に対して、心の準備や覚悟を養っているかいないかで、最期の迎え方が違ってきそうだ。医師に頼るだけでなく、日頃の心構えをしっかり持つことが大切だと気づかされる言葉だった。

——じゃあ、先生ご自身も最期は在宅で迎えたい？

「病院では死にたくないですよ（笑）。絶対に自分の家がいい」

温和な表情の中に在宅医療者としての自負がのぞいた。

末期ガンか老衰なら問題なし

同じ松戸市でも東部に位置する新京成線沿線の常盤平で、地域医療に長年貢献している診療所がある。駅前にある「どうたれ内科診療所」だ。訪問看護ステーションを併設し、〝人間本位の、患者さんを大切にする医療〟を掲げている院長の堂垂《どうたれ》伸治医師にも、かかりつけ医として患者の診取りをどう行っているのか伺うことにした。

院長の経歴はなかなか異色だ。東京大学の航空学科を卒業後、千葉大学医学部に再入学して医学を修め、一九九〇年から地域の基幹病院で在宅医療支援を担当している。地域医療の分野で三十年以上ずっと診療に携わってきたベテランだ。

訪問したのは休診日だったので、裏手の通用口近くで待っていると、いかにも〝懐かしの町医者〟という風情の白衣の男性が、看護師さんを従えて向こうからやってきた。それが堂垂医師だった。

「どうもどうも。待ちました？」

そう言いながら医院の中へ。会議室に入ると開口一番こう言われた。

「日本の町医者はみんな忙しいの（笑）。私のところも『一般型の在宅療養支援診療所』ですが、実質的に二十四時間オンコール態勢ですよ。すべての要望にとても対応しきれないほど、ほんとに忙しいの」

――そんな中、ありがとうございます。今日はかかりつけ医の診取りについて伺いたいのですが、自宅で亡くなった患者さんの死亡診断書を発行できるのは、かなり限られた例でしょうか？

「在宅医療を受けている患者さん、特にガンの患者さんや明らかに老衰で亡くなる場合は問題なく死亡診断書を出せます」

――では、末期ガンや老衰以外の場合はどうですか。日頃から生活面までお世話している患者さんがいたとしましょう。治療中の病気と死因の関係が濃厚なら警察が介入してくることは防げるでしょうか？

「一般論として、自宅で亡くなったとなればどうしてもまず警察が関わります。在宅医療の医師が診取った方以外の場合は警察が対応します。警察は死因究明を監察医または警察医に依頼します。これは病院に救急車で搬送されても同じことで、死亡原因がはっきりしない場合は警察を呼んでいます。医師が警察に代わって死因を確定するなどというのは無理です。医師は権限もないし、いい加減な判定はできません」

ただでさえ日本の死因究明は問題ありという議論があるのだから、かかりつけ医とはいえ厳正に対処すべきだという立場はもっともである。他の臨床医の皆さんからも同じような意見が出たのは、それだけ死因の確定はかかりつけ医にとっても難しいことなのだろう。

孤立死予防が、異状死を減らす

ところで、松戸市だけをみれば年間四五〇〇人ほどの死亡例のうち、約六十五パーセントが病院で最期を迎え、自宅死は約十六パーセントだ。そのうちの三割が単身者の孤独死だと、市の報告書にある。

そこで異状死扱いを減らす対策として、ひとり暮らしの不安解消と自宅での孤立死予防のために堂垂医師は『1人暮らしあんしん電話』を開発した。七十五歳以上の通院患者さんの二十五パーセントがひとり暮らしという現状を踏まえ、医院と患者さんをつなぐツールを使った見守りシステムである。毎週一回、医院のパソコンからひとり暮らしの方へ自動的に電話連絡が行く。患者さんは電話に出て「異常なし」「体調不良」「要連絡」のそれぞれを、1・2・3のボタンを押して回答するだけでよい。すると看護師や事務員がそれを見て、後者二つの回答に対しては一日以内に連絡を入れて相談に乗ってくれる。

このシステムは、一週間に一度診療所からかかってくる自動メッセージを聞いて、回答ボタンを押すだけで自分の様子や症状を伝えられる。万が一のことがあっても遺体は一週間以内に発見可能だから、亡くなったあとに腐乱したり白骨化して発見されるというむごい状態は避けられる。

「孤独死を防ぐ一定の効果もありますし、それ以上にひとり暮らしの方が陥りがちな孤立や孤独感をやわらげる効果が大きい。緊急通報装置やセキュリティ会社の高齢者向けサービスのような監視型ではなく、ゆるやかに人と人がつながる対話型であること、無料であること、これが『あんしん電話』の最大の特徴で、いつも自分のことを気にかけてくれる人がいるという安心感の提供が、医療機関の敷居を低くして連絡をしやすくするのです。実際、救急対応をすぐに行い、事なきを得たケースもありました」

地域の町会や自治会の方々の要望にもこたえ、総勢二百人以上のひとり暮らしの方が利用している。心理的な負担もなく気軽に応答できる〝淡い関係〟だからこそ、十年以上ずっと続いているのだろう。

新型コロナウイルスの第五波が襲った二〇二一年の夏から秋にかけて、全国で自宅療養者が急増して自宅死を多く招いた。自宅療養者とは名ばかりで、実態は自宅放置者だったのである。堂垂医師はこの危機のさなか、いちはやくＩＴの技術者とともに見守りシステム（DUU－SYS）を開発して運用してきた。本来は、保健所と基幹病院、外来医療機関が情報を共有可能なシステムなのだが、現在は「どうたれ診療所」が単独運営している。

「陽性になった患者さんと、初診後にスマホを介して質問をやりとりするものです。ひとりひとりの症状や経過が細かく連続して把握できますし、オンラインで自宅療養の見守りができるので安心してもらえる。重症化した時には迅速に対応できます」

このシステムは、県内四ヶ所の診療所で運用されているそうだが、患者にも医療者側にも好評だ。コロナ禍でもＩＴを使った医療を心がけているのは「あんしん電話」同様に、いかにも現代的だ。

町医者は日々奮闘する

地域を診療の現場から見守ってきた経験から、この三十余年で何がどのように一番変わったと感じておられるのだろうか。

「そうねえ、患者さんが変わってきたことかなあ」

同席していたベテラン看護師さんも大きくうなずく。

――どんなふうに変わったのでしょうか？

「明治・大正生まれの人たちと違って、昭和生まれの患者さんは自己主張が強く、自分勝手な人が増えている。そのため介護現場ではスタッフが苦労しています。歳を取ったら周りの言うことを素直に聞かなきゃ。そうしないと介護人材がどんどん離れていきます」

脇から看護師さんが苦笑しながら話を継ぐ。

「ここまで生きてきたんだから……という自信がおありなんでしょうね。お薬もきちんと飲んでくれませんね」

今のシニア層の一部には、年齢を重ねれば性格はまるく穏やかになるという一般論は通用しないらしい。

「歳を取ればいろいろなことが起きるのです。そのすべてを受け入れて付き合うのが町医者なんだと、私は学生たちへの講義でいつも話すんですよ。実際、町医者は患者の属性も含めてよく把握していますから、会話をすればいろいろ病気の背景が見えてくるのです」

堂垂医師の言葉を借りれば、町医者はどんな状況にも臨機応変に対応できなくてはならない。もちろん「いろいろ」の中には診取りも含まれる。

「町医者はね、こちらが思うよりはるかに期待されるものが大きいんですよ。しかも診察以外に日々の仕事は非常に煩雑で、何かというと書類を作成しなくてはならない。厚労省の制度にがんじがらめになっていますよ。その点、学校の先生たちと似ているな」

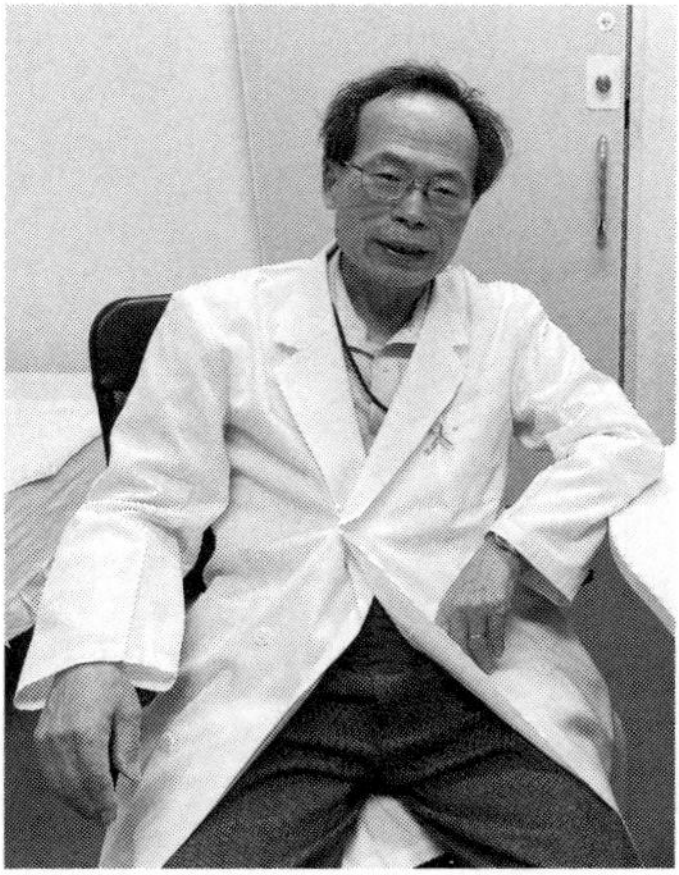
ユニークなキャリアを活かして〝町医者〟に徹する堂垂伸治院長

――ほんとうにきりがないお仕事なんですね。

「アリストテレスはロゴス（論理）、パトス（情熱、共感）、エトス（倫理）が大切だと言っています。町医者も同じです。私は特にパトスが一番大切だと思っています。患者さんや地域をよくするぞっていう気持ちですね」

それぞれの地域で安心・安全な暮らしが最後まで送れるかどうかは、まさにこうした町医者と出会えるかどうかにかかっている。

死因がころりと変わった

在宅支援医療が比較的充実しているといわれる松戸市で、その最前線に立って奮闘しておられる町医者の方に取材したことで、在宅支援医療の現実が多少なりとも実感できた。在宅での異状死を予防するさまざまの取り組みも考えさせられる点が多かった。在宅支援の患者さんが末期ガンか老衰の場合は、かかりつけ医が死後診断をして死亡診断書を発行できるケースにあたる、という具体的な話も印象に残った。

そうはいっても例外的なケースは起きる。以下に、末期ガンだった父親を亡くされたご遺族の体験談を記そう。

　私が住拠点の一つにしている長崎市の友人・カズノリさんの父親は、末期ガンの治療が最終章に入ったところで本人のたっての希望もあり、次男（カズノリさんの弟）と同居しながら在宅支援を受けることになった。ＱＯＬ（クオリティ・オブ・ライフ＝生活の質）を高めるためにも手厚いサービスを受け、家族とともに静かに残りの日々を過ごしていた。

　二〇一一年二月のことだった。その日も医師と訪問看護師が来宅。父親の様子に変わったことがないことを確かめ、帰り際に余命があまり長くないことを家族に告げて帰っていった。夕方になってから再び訪問看護師が来て、父親の体温などを測りその日は終わった。

　突然の出来事は数時間後に起きた。カズノリさんが回想する。

「夜中に弟から電話がかかってきたんです。おやじの容態が急変したと……」

　カズノリさんによると、深夜一時過ぎに弟さんが隣の部屋で寝ている父親の部屋から聞き慣れぬ音を耳にした。天井裏でネズミでも走っているのかと思ってそのままにしておいたが、しばらくして部屋をのぞいたところ父親が布団からはみだしていた。「何か変だ、どこかおかしい」と直感で感じたのだろう。

「昼間も往診に来てもらった訪問看護師さんに、弟がすぐ連絡を入れました。訪問看護師さんはすぐさまかかりつけ医に連絡。医師の到着を待ちました」（カズノリさん）

慌てて救急車を呼ばずに、すぐに訪問看護師とかかりつけ医に連絡を取ったのは日頃からそのように指示があったおかげだ。しかし駆けつけた医師は、患者の姿を見た途端に警察に連絡を入れてしまった。

「先生は〝心不全だと思うが、はっきりわからないから警察を呼んだ〟と弟に説明したそうです」（カズノリさん）

――末期ガンだったお父様のかかりつけ医ですよね？

「その先生は大学の研究畑で長年働いていて、退職後に在宅医となった方で、もともと臨床医ではなかったのです。そのため死因を判断する自信がなかったんでしょう。夜中の二時半頃だったかな、警察が来てすぐに私も呼び出されて弟と一緒に事情聴取されて。それから検視になりました」

警察は、カズノリさんと弟さんに家の間取りを何度も確認し、貯金の額から父親の年金や借金の有無まで、金銭面のことをかなり突っ込んで聞いた。建築士であるカズノリさんは「今でこそ笑い話ですけど」と前置きしつつも、その時は警察官に向かって「私が家の間取りの図面を書きましょうか？」と言ったほどだったという。

家の間取りを細かく問いただされた上に、「なぜ父親の看取りを自宅ですることにしたのか？」とまで聞かれたのにはそうとう面食らったという。カズノリさん兄弟は、「最期の日々を家族と平穏に過ごしたい」という父親の願いをかなえるために、在宅での看取りを選んだ。それが「在宅医療にしたこと自体も警察に疑われ、平穏とは真逆の結果になってしまった」と残念そうに繰り返した。

かかりつけ医が経過観察していた末期のガン患者なのに、予想外の展開となったのである。しかも亡くなったのは、担当医が往診したその夜のことだった。

「おやじの死因は病死に決まっているじゃないですか。そのためのかかりつけ医だったのに、警察に通報が行ったのです。検視が終わった後で、〝不審死として扱われることを承諾する〟というような書類にサインをしたことを覚えています」

不審死となれば、警察は犯罪性の有無を判断するのが任務だから、遺族が被疑者扱いされるような質問もする。ご遺族が違和感を抱くのはあたりまえだ。明け方近くに部屋で検視が行われた時、カズノリさんは父親が犯罪死体の検分のように扱われているのかと思うと、〝なぜ父をこんな目に遭わせなくてはならないのか〟と申し訳なさと憤りを感じた。

当時を思い出してカズノリさんは話す。

「お世話になった訪問看護師さんは、私人として通夜にも来てくださいました。その時、申し訳ないという辛そうな表情をしていたのを今も覚えています。父が検視になったことは、彼女が一番悔しかったかもしれません」

結局、カズノリさんの父親の死因は最終的に医師と警察との協議により、老衰にころりと変わったのだ。かかりつけ医が不審に思えば警察に任せる判断は正しいし、常に死因は厳密に精査しなくてはならぬものではあるが、この場合、かかりつけ医から警察への通報は果たして必要だったのだろうか？

この見解は、専門家の間でも分かれる。

「当のかかりつけ医が病気と死因との因果関係を証明すればそれで済んだ話」という意見を医療関係者から聞いたし、「死亡診断に関しても医師の独立性を担保する必要があり、警察や周囲がとやかく言っても自分で責任を持つ気概が大切だ」という意見もあった。

一方、「死因究明のためには警察の介入がやむを得ない例もある」とする臨床医の意見もまさに正論である。自らの経験もあって、遺族の心情を第一に考えて取材をしていた私は、松戸市の堂垂医師の「医師が警察に代わって死因を確定するなどというのは無理です。医師は権限もないし、いい加減な判定はできません」という言葉を、ボディブローを受けたように感じたことを思い出す。かかりつけ医は常に難しい判断を迫られている。死因判定は保険金請求などにも関わってくるデリケートな問題もからんでいるのだから。

アメリカでは州によって「メディカル・エグザミナー」（医療調査官）や「コロナー」（検死担当司法官）という、捜査権も有した法医学の専門医官が、まず死因判定に当たる制度がある。こうした権限を持っている専門医が警察に代わって調べる制度を手本にして、戦後の日本に監察医が導入されたはずなのに、中途半端な運用になっている。この点、見直しなど進まぬものだろうか。そうなれば、法医学の知識が不足している警官や医師が外見からの死因判定をすることもなくなるし、医療行為として専門医が最初に死因究明の検案をしてくれれば、最初から登場するものものしい警察官たちに、遺族が違和感を覚えることもなくなる。

医師がチームワークで支える

患者支援のネットワークを構築して、孤立死を防いだり医療環境を充実させたりしている医師たちもいる。以下に長崎県の例をご紹介する。

二〇〇四（平成十六）年からスタートした「あじさいネット」は、全国有数の規模を誇る地域医療支援ネットワークである。県内の医療機関をつなぎ、総合病院での診療情報（電子カルテ・検査結果・画像、入院患者のさまざまな思いの聞き取り等）を、患者と家族の同意がある場合に限って他の医療機関や薬局や訪問看護サービス施設でも、横断的に情報を共有できる仕組みだ。二〇二二年現在、情報提供する医療施設は三八、閲覧できる施設は三六六、登録の会員数はおよそ十五万人にのぼっている。会員同士なら転院先となる医療施設の医師も電子カルテを閲覧できるので、よりていねいで患者に寄り添った治療ができるようになる。

また、総合病院の専門性の高い医師と地域のかかりつけ医が「あじさいネット」で連携することで、遠方の病院へ行かなくても高度な医療を受けられる。このことは日本一離島の数が多く、有人島が七十二にも及ぶ県の特殊事情に貢献している。

そしてもうひとつの心強いネットワークが、在宅医療に熱意と関心を持つ開業医たちが集まるNPO法人「長崎在宅Dr.ネット」である。こちらは「あじさいネット」よりも一年早い二〇〇三（平成十五）年から始まり、正会員と準会員を合わせると二〇八名の医師が参加している（二〇二二年度）。

特徴は、専門分野の違う二人以上の医師がチームになることで二十四時間対応の在宅医療を提供していること、安心して在宅医療を受けたいと思っても在宅主治医を探すことが困難な患者とその家族のために、住んでいる地域に合わせて主治医を紹介し、さらに副主治医をつけてバックアップ体制を整えていること。こうした「長崎在宅Dr.ネット」のフレキシブルで手厚い活動は、患者とその家族の大きな支えになっている。二〇〇七（平成十九）年には、厚生労働省が試験的に始めた末期ガン患者の在宅緩和ケア、『緩和ケア普及のための地域プロジェクトＯＰＴＩＭ』に参加することで、いわゆる〝街角ホスピス〟の成果をあげてきた。

その中心的なメンバーのひとりである出口雅浩医師に話を伺おうと、市内東山手にある

「出口外科眼科医院」を訪問した。建物は周囲の歴史に溶け込んだ落ち着いたたたずまいを見せている。待合室へ入ると、ふたつの診療科目を中心に運営しているせいか、この日も多くの患者さんが午後の診療開始を待っていた。

出口院長に貴重な休憩時間をいただいて、長崎での在宅医療支援体制について聞いた。

——先生は、「長崎在宅Dr.ネット」の設立メンバーのおひとりでいらっしゃいますね。どんなことがきっかけでこの支援事業が始まったのでしょうか？

「設立の理由は、なじみの患者さんたちの年齢が上がって、〝できることなら住み慣れた家でずっと過ごしたい〟という希望者が増えたことです。長崎では施設での最期を希望する方は少ない。施設は望んで入るのではなく仕方なく入る場所なんです。じゃあ病院はどうかというと、そんなに長く入院していられませんし、死期が迫ってきたことがわかれば、やはり自宅で過ごしたいと思う方が多い。それなら開業医のチームを作って、自宅でも安心できるサポートをやっていこうということになりました」

——チーム制のメリットはどういう点でしょうか？

「ひとりではとても対応できないことがいろいろありますからね。私はガンについて詳しくても、心臓疾患や神経難病に関しては得意ではありませんから」

つまり、専門分野の違う医師が知恵とスキルを出し合って、互いに補完しながら在宅医療にあたっている。

「設立当初は十三名の開業医仲間が集まってのスタートでした。メンバーは、親の代から通ってくださる患者さんやそのお孫さんも診察をしている典型的な町医者の二世、三世が大半でした」

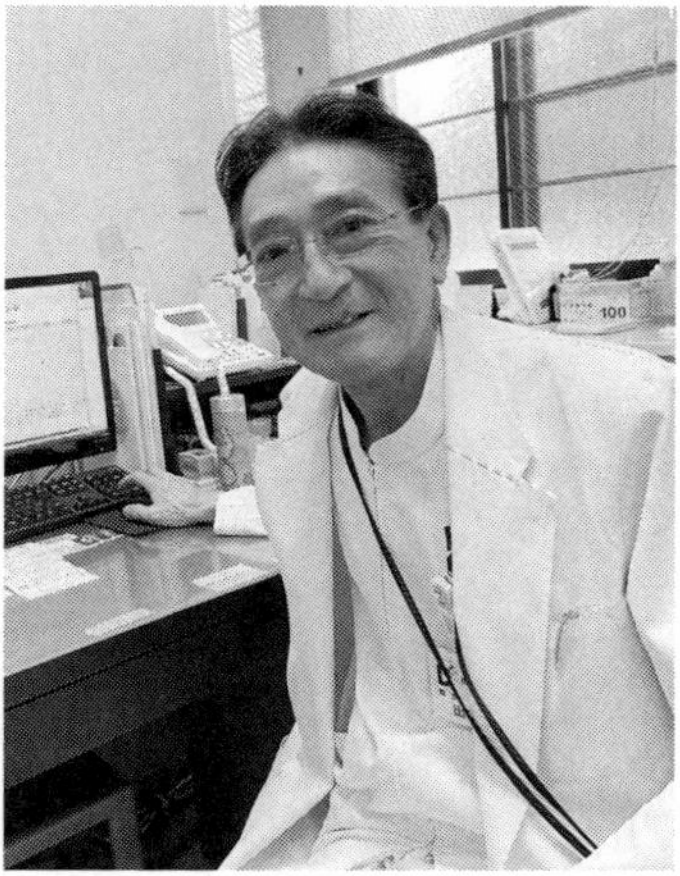
開業医の横断的な連携とITの力で、患者たちを支える出口雅浩院長

――ネットワークがうまく機能している理由はそのあたりにあるのでしょうか？
「第一期のメンバーは長崎大学以外の出身医師が大半ですが、一度は長崎大学の医局で勤務経験がある医師がほとんどです。他の大学出身者でも何ら抵抗なく受け入れています。天領で殿様がいなかった江戸時代からの気風でしょうか。それゆえに県内どこにでも仲間がいる、そんな感じがありますね」

互いに気心が知れているから、クラブ活動のような雰囲気らしい。

長崎県では「あじさいネット」「長崎在宅Dr.ネット」のふたつが時にはかけ算となって地域の医療を支援している。例えば、総合病院で治療を受けたものの、在宅で最期の時間を過ごしたいと望む患者がいた場合、「あじさいネット」の会員である在宅医療担当の医師は、患者の同意のもとに総合病院で受けた治療歴や薬剤の情報、画像診断などのデータを共有することができる。在宅医療支援を受けていた患者が最終的に病院に移る場合も、「あじさいネット」のツールを用いて在宅療養中の記録を病院スタッフと共有できる。

――ところで在宅での孤立死が増えていますが、どのように対応しておられますか？

「孤立死を防ぐために、ひとり暮らしの年配者が診察に来ると介護保険の申請をしているか、ケアマネージャーや地域包括支援センターとつながっているかどうか確認はしています。〝どこでどのように人生の最期を迎えたいのか、病院で死にたいのか自宅を選ぶのか、一緒に考えましょうよ〟と、積極的に看取りの相談にも乗っています」

〝どう死にたいか〟を患者と医師が一緒に考えながらメニューを決めていく。それは裏返せば、〝どう生きたいか〟という患者への問いかけであり、医療の枠を超えた全人的なアドバイスでもある。そのほか「長崎在宅Dr.ネット」は市民講座の開催や各地での講演や研修会も行い、在宅療養やＡＣＰ（Advance Care Planningの略。将来の医療やケアについて、本人を主として家族や近しい人と支援チームが話し合いを行い、本人の意思決定を支えること。「人生会議」ともいう）の啓発に努めている。

近い将来、全国へこうしたネットワークが広まればとても心強い。それに向けてデジタル庁は医療のデジタル化をすみやかに進めてほしい。そのために各自治体の業務の能率化を図るよう、知恵を絞ってほしい。

デジタル化して制度に取り込む

在宅医療支援の医師だけでなく、街の一般開業医に診取りの報酬をつけるのも一つの考え方だ、と話すのは久保真一教授だ。

「例えば、後期高齢者に当たる七十五歳以上の方をまず対象にするとか、具体的な内容を考えなくてはなりません。かかりつけ医が死後診察や死後CT検査のような各種検査をした場合の診療報酬を認めて、医師の業務と規定するのもひとつの方法でしょう」

——在宅支援医療では診療報酬に規定もありますし、看取り加算の制度もあります。でも、かかりつけ医にはそうした報酬制度がないのですね？

「ええ。ですから持病を診ている患者さんが別の疾患で別の医師に診てもらった場合、かかりつけ医がその病状や治療も合わせて知ることができるようにしておくことで、亡くなった場合に総合的な判断が下せるようにする。そのための『診取り加算』です」

各自治体が本気でかかりつけ医の在宅診取りを推奨しようとするなら、何らかの知恵を絞って制度設計にしっかりと組み込むことが肝心なのだと久保教授は言う。

「現状では、残念ながら救急病院で亡くなってしまった場合、かかりつけ医が死後診察をして死亡診断書を発行することはできません。そのためにも後期高齢者の患者さんには任意でかかりつけ医の死後診察登録をしてもらっておくのです。救急搬送されて自宅から遠くの病院にかつぎこまれたり、救命室で亡くなったりした場合でも、救急隊がマイナンバーカードで保険証を確認すると、かかりつけ医の連絡先が表示される。そのようなデータ共有システムを作れば救急病院と情報の連携ができます」

デジタル化が進めば、搬送先の病院で亡くなってしまった場合でも、かかりつけ医からの情報をもとにして、ある程度死因を特定して死亡診断書を発行できるようになる。そうなれば、警察への届け出は今よりもだいぶ不要になるかもしれない。

また、家族からかかりつけ医に在宅での死亡の知らせが入った場合。二〇一二（平成二十四）年以前だと、かかりつけ医による死亡確認が、最終診療から二十四時間以内ならば死亡診断ができるという考え方だったが、現在は二十四時間を超えても、死後診察をした上で持病によって死亡したことが確認（診断）できれば、警察へ届け出る必要はなくなった。したがってかかりつけ医による死亡診断書を発行することもできる。

このようにかかりつけ医による死亡確認は、医師法二十条の但し書きの解釈を厚労省が明確にしたため、最終診療から二十四時間以上経過した場合でも死亡診断ができて、警察への届け出が必要なくなったことが救いだ。

「ただし持病によって状況は違ってきますね。例えば毎月一回受診している患者さんなら前回の診察から一ヶ月以内の死亡であれば、かかりつけ医が死後診断できますし、次は五日後の受診を指示していた患者さんなら、五日以内でもよいと考えます」

――なるほど。おのおのの患者さんの受診ペースに合わせてバッファを設けてあるなら、家族も安心ですね。

「老衰や明らかな病死の場合は医師が死亡診断書を作成し、医療の枠組みの中で最期を迎えられるようにすることが大事です」

久保教授はさらに続ける。

「まずは生活困窮者の方々に生活保護の枠組みでかかりつけ医が診る制度設計を先行させて、その上で全国民を対象とする。病気の大小にかかわらずかかりつけ医を定め、かかりつけ医が死亡に立ち会えなかった場合には、死後診察して死因を確定する。それでも確定できない場合は、死後ＣＴや解剖を行うような、死因究明の流れを作り上げる必要があると考えます。

これからは超高齢社会ですから、死亡する人が急激に増えてきます。できれば五年くらいのうちにこうしたことをスムーズに行いたいと考えています。制度をきちんと設ければ、家族がかかりつけ医にお願いして診取りをしてもらえるようになるでしょう」

こうした提案は、「死因究明は医療行為」であるという死因究明等推進基本法の理念にのっとっている。私たちは医師の手でこの世に生まれ、そして死んでいく。誕生と死亡に立ち会えるのは医師しかいない。

そのためには、かかりつけ医が死体検案研修にもっと積極的に参加するよう医師会が啓発する必要があるだろう。死亡診断の正確性を高めないと、かかりつけ医自身がトラブルに巻き込まれてしまう。そうなればかかりつけ医による診取りは広がらない。

専門家の間での活発な議論を通して、一般の私たちが受け入れやすい制度になることを期待したい。

聞くところによれば、政府は死亡診断書や死体検案書をデジタルデータにする作業を検討中という。監察医や警察の嘱託医が、オンライン記入して市町村へ提出できれば、全国の市町村に集まる死亡診断書をクラウド上に集められる。現状のように、アナログの死亡診断書や死体検案書を医師や葬儀社が遺族に手渡すよりも、火葬・埋葬の許可も居ながらにして手に入って簡単になる。省力化が進む上にデータの集積・分析も効率よくできるようになるだろう。

ネットワークでやりとりをする電子カルテの個人情報を管理するセキュリティーの問題がクリアできれば、長崎県の「あじさいネット」のようなシステムが全国津々浦々の医療機関に張り巡らされることも可能になる。末期ガンの患者が救急搬送された病院でも、かかりつけ医が診断治療していた経緯を電子カルテから読み取って、死因との因果関係がはっきりすれば異状死扱いされることを少しは防げるかもしれない。

このように、医療界からさまざまの提言も上がっているというのに、問題はデジタル庁の動きが鈍いことだ。スタート当時は、デジタル社会の司令塔となって未来志向のＤＸ（デジタル・トランスフォーメーション）インフラを推し進め、マイナンバー制度をはじめとして大胆な構造改革をするのかと期待されたが、いまだに住民基本台帳や生活保護、児童手当などの重要案件についても劇的な進展が見られない。医療の面からもデジタルネットワークの構築は待ったなしのはずだ。

第五章

施設でも起きる異状死

何が起きたのか

異状死扱いになると警察が介入する。その目的は犯罪に関係があるか、ないかの捜査である。だから心情的に辛い経験をする遺族も多く、この点をなんとかしてほしいと思うのだが、異状死におけるさらなる問題は第二章で法医学者が指摘したように、異状死のコンセンサスがしっかりと取れていないことが原因で、本来警察に届けるべき事案を病死と片付けてしまい、死因究明があやふやのままになる可能性があるという点だ。

また、警察に届け出たとしても、犯罪に関係がないことが判明すると警察はモチベーションが下がってしまうのか、ほとんどの場合無難な病名がついた検案書を嘱託医から渡されてケリがつく。こうした幕の引き方で果たしてよいのか？　ほんとうの死因は明らかにされているのか？

第五章と第六章では、異状死の死因究明の問題点について考える。少し遠回りになるが、母の三ヶ月目の月命日にあたる二〇二〇年六月九日にさかのぼって話を始めたい。

この頃は、全国に緊急事態宣言が発令となった四月に比べて、新型コロナウイルスの感染者数は減っていた。しかし、クラスターの発生を恐れる介護施設のほとんどが、家族との面会を禁止する措置をとっていた。緊急事態宣言下の二〇二〇年四月十三日から十九日の、わずか一週間ほどの間に介護サービスを停止した事業所は、全国で九〇九件（厚労省調べ）。母が三月九日に搬送された横浜市立市民病院でも、四月四日に病院内で感染者が出た。あの時に一命を取り留めて入院措置になっていたら、あるいは誤嚥《ごえん》を起こさずに元気でいたとしても、病院や施設での新型コロナウイルスの感染拡大の影響をまともに受けていただろう。

六月九日、母が誤嚥事故を起こしたショートステイ先の老人介護施設を妹とともに訪れた目的は、あの日に何が起こったかを当事者からしっかりと聞くことだった。なにしろ母が亡くなった当日に病院で受けた警察の事情聴取は、私たち遺族と施設の職員たちを分断して行われたので、どのように、いつ、何が原因で誤嚥が起きて、救急搬送までどんな手当てを施したのか、など詳しいことがわからないままに葬儀を済ませた。そのため心の中にいつまでももやもやした感じが消えず、それこそ異物が胸の途中でつかえているような感じがしていた。主のいなくなった寝室や書道を教えていた部屋を眺めていると、母の死はほんとうに不可抗力だったのかという疑問が去来し、気持ちがざわついてくる。最期に言葉を交わすこともできず、そばに付き添ってあげられなかったことも後悔の念となり、月日が経つほど哀しみはささくれだってきていた。警察から現場検証の報告があったわけでもなく、施設から改めて説明があったわけでもなく、いったい何が起きたのか詳しいことがわからないまま日にちだけが過ぎていくので、直接聞いてみたいと思ったのである。

母がお世話になった社会福祉法人の運営による介護施設は横浜市の一画にある。

訪問したその日、二階にある会議室で待っていると女性の施設長、救急病院まで付き添ってくれた看護師さん、母の世話をしていた男性の介護士さんが入室してきた。彼は母が「孫のように優しい」と話していたスタッフで、物腰の柔らかな人物だ。

全員が揃うと、まず保育士さんタイプの看護師さんが、A４用紙一枚に記載された横浜市への報告書を手元に置いて、説明を始めた。

——あの、申し訳ありませんが、私たちにもそのコピーを頂けませんか？

「コピー、早くとっていらっしゃい」

小柄ながら恰幅《かっぷく》の良い施設長は、さすがに気が利く。すぐにスタッフに声をかけた。渡された報告書を見ると、母の死がたった数行で記載されている。

看護師さんは、短い記載内容を読み上げた。しかし、これでは彼女がその日その場でどのように対処したのかというリアルな話が出てこない。

「うっ……」と言ったきり

すると私たちの反応を察知したかのように、代わって施設長が補足説明を始めた。そこで、あの日の昼食はどのような状況でサービスされ、母を含む入居者たちはどこで食事をしていたのかを、改めて聞いてみた。

「四人掛けのテーブルをふたつ配置して、いつも八人でお食事をしてもらっております。あの日も十二時にお食事が始まりました。はい、皆さんご自分で食べられる方ばかりですから、二名の介護士がお世話をしていました」

施設長がリードしながら説明をすると、同席の二人がうなずく。では、誰が、いつ、母の異変に気づいたのだろうか？

看護師さんが答えた。

「お食事が始まって数分後に、お母様がうっと声を上げたので、そばにいた介護士が後ろを振り向いて気づきました。何か喉に詰まらせたような様子でしたので、すぐにトントン背中をたたいたりしたんですが改善しなくて……」

妹が質問する。

――〝後ろを振り向いた〟ということは、食事をしている入所者に背を向けていらしたんですか？　対面席や脇に座るとかして食事の様子を見守っていたのではなかったのでしょうか？

「ご自分で食事をとれる方たちですから、付きっきりというわけではありません」

――でも一緒に食事をしたグループの中で母は一番高齢でしたし、その前の月には心臓の具合がおかしくなったし。見守りが必要な状態だったと思うのですが……。

施設の対応を非難するつもりはさらさらないが、遺族の立場からすると、ついこのように聞きたくなってしまう。

母は食べ物を詰まらせたその瞬間、「うっ……」と言ったきり前後不覚に陥ってしまったというが、こうした一瞬の出来事は背を向けていた介護スタッフにはすぐわかるはずがない。母の異変に気づいたところで「背中をトントンたたいたりした」そうだが、それでも回復しないので個室に運んでみぞおちを強く押したり異物を取り出すために吸引器を使ったり、心臓マッサージをしたという。だが、母の顔はどんどん蒼白になっていく。そこでAED（自動体外式除細動器）を持ち出して作動させようとしたものの、意識は戻らなかったとの説明を受けた。

ここで、私たちが最も懸念していたことを妹が聞いてくれた。

――母は苦しまなかったのですか？　呼吸ができずもがいたりということはなかったのでしょうか？

「意識がすーっとすぐになくなってしまったような感じでした。ですから、苦しいとか痛いという感覚はなかったんじゃないか……と思います」

看護師さんがそう説明すると、隣にいた介護士さんもうなずいた。

その日の昼食メニューはこうだ。

●炊き込みご飯
●鶏肉のもろみ焼き
●キャベツとかまぼこの煮浸し
●カボチャサラダ
●すまし汁（シロナ、花麩）

主菜に使った鶏肉がのどに詰まったという説明に疑問をもったのは、母の介護申し送り事項に「きざみ食。さらにとろみをつける」と記してあったからだ。

実際、どれくらいの大きさのものが詰まったのだろうか？

すると看護師さんが親指と人差し指で小さな輪を作り、〝こんなものです〟と見せてくれた。それが私たち遺族には、きざみ食とはいえないようなサイズに思われた。

「現場検証が済むまで片付けてはいけないので、喉に詰まった異物とともに、お食事は警察に見せましたよ。警察は写真を撮っていきました」

横浜市への報告には事故の原因として、「きざみ食を提供し自力で召し上がっている途中、副食が詰まったと思われる」と書いてあった。

――救急処置で、のどの異物は取れたのでしょうか？

「鶏肉のかけらを口から取り出しました……が、それでも意識が戻らないので、ＡＥＤを使って蘇生を試したんです」（看護師）

施設長が続けた。

「ふつうはですね、異物を吸引するための器具を喉に挿入すれば苦しいわけですから、嫌がってはずすような動作をするのです。しかし、そうした反応もまったくなかった、そうよね？」

同席した二人はほぼ同時に「はい」と言ってうなずいた。

ＡＥＤと救急車要請のタイミング

――１１９番通報は何時頃でしたか？

「えーっと……（横浜市への報告書を見ながら）十二時二十分です」

看護師さんが答える。

母が食事を詰まらせたのは十二時を少し過ぎた頃だ。施設側が気づいていろいろ処置をしてくれたものの、手に負えない状態だとわかって救急車の出動を要請したと、報告書の文面から読み取れる。

老人ホームや介護施設で緊急事態が起きた時のリスクマネジメントとして、ＡＥＤによる蘇生の試みは欠かせない。しかし手遅れになるといくらＡＥＤがあっても助かる見込みはない。強い電気ショックを心臓に与えるＡＥＤは強力な手段に違いないけれど、むやみに試せばお年寄りの体に害を与えてしまう。そこで、電源を入れてパッドを胸に貼ると自動的に心電図を解析して、電気ショックをすぐ与えるべきか、もはや必要ないかの指示を音声で出してくれるよう設計されている。

「お母様の場合、ＡＥＤの電極パッドを当てたところ、電気ショックを与えないほうの指示が自動音声で流れまして……。それでも蘇生努力をやめるわけにはいきませんから、代わりに心臓マッサージをしたりしましたが意識は戻りませんでした」（施設長）

――つまり、ＡＥＤを試した時には、すでに心臓が止まっていたということですか？

「多分……、そうだと思います」（看護師）

ＡＥＤを使っても効果がないことがわかって救急車を呼び、深刻な事態を悟った施設側は私へ第一報を入れたのだろう。報告書にはその時間を十二時十五分と書いてあるが、私の携帯電話の着信記録では十二時十六分だった。

となれば救急車の出動を要請した時間が遅すぎたのか？　横浜市に提出した報告書通りなら、誤嚥事故が起きた時間から119番通報をした十二時二十分まではおよそ十分ほどある。救急隊員が到着した十二時三十六分と比べたら約二十五分もの時差がある。その時点で母はもうすでに蘇生が難しい状態になっていたが、車内で喉につまった異物を取り、心臓マッサージをしたところ、心臓が動き出したらしい。救急車が横浜市立市民病院へ搬送し、救急救命の担当医が蘇生不能と判断したのは十二時四十七分だった。

それでも救命医がアドレナリンを打ち、心臓マッサージをして手を尽くした結果、弱い鼓動ながら心臓は動き始めたそうだが、それもやがて途切れ途切れになって完全に心肺停止状態に陥った――確か、当日の担当救命医はそう説明してくれたように覚えている。すでに限界に達していた母の心臓は元に戻らなかったのである。

母が亡くなってすでに三ヶ月も経った日に、ようやく聞けた具体的な経過。もっと早く、もっと詳しく知りたかった。

ところで、国内でのAEDの普及はめざましく、全国の設置点は五十万ヶ所以上。街中の交番や駅や公共施設、スポーツジムやマンションでもAEDを見かけるようになっている。普及のきっかけは、二〇〇二（平成十四）年に、カナダ大使館でスカッシュの練習をしていた高円宮憲仁殿下が心室細動を起こして急死したことと関係しているといわれる。AEDが普及したおかげで、現場に居合わせた人がすぐに蘇生を試みられるようになったために、スポーツによる事故も救命率がぐんと上がった。

消防庁が公表しているデータ（平成二十七年度）によれば、救急隊が到着する前にAEDを使って蘇生を試みた件数は年間一八一五件で、以前と比べて救命率は二〜三倍近く上昇。消防庁が講習会をひんぱんに行って普及を図っている成果が数字にはっきりと表れている。

穏便に済ませたい施設側

心臓と呼吸が止まれば酸素や栄養が脳に行かないので脳細胞が死滅する。たとえ心臓が再び動いても、手遅れであれば脳死状態になってしまう。

そこで救命医は私に電話をかけてきたのだ。自然にまかせるか、それとも救命措置を続けて脳死状態でも生命を維持するか、という家族の意思を確認するためだった。ようやく私は、あの日何が起きたかを時系列で理解することができた。今さらとは思ったけれど、遺族としては聞きたいことが山ほどある。

入居者の行動にさらに注意を払い、ヒヤリ、ハットの際の教育を徹底してほしいとつくづく感じたので、事後のことを聞いてみた。

——皆さんの間で改善点や検討課題など話し合っていただけたのでしょうか？

すると施設長は、背筋を伸ばして以下のように答えた。

「鶏肉が詰まったと聞いたので、私自身も調理担当者にいろいろ質問しましてね、どれくらいの大きさだったのかとか調理法とかも問いただしました。鶏肉は確かに繊維が多いですから気をつけないとなりません。お母様のことがあって、すぐにメニューの見直しも指示しました」

施設の責任者として、事後の対応もすぐ行い万全を期したことを強調する。それから

「職員全員がショックを受けている」とも話し、この施設での誤嚥による窒息死は初めてのことだと、施設長は声を落とした。

救命医が話してくれたとおり、誤嚥はほんの一瞬のタイミングのずれで起こるのだから、彼らにとっても家族にとっても、逃れがたい試練のようなものかもしれない。

「先ほど申し上げましたように、メニューの見直しはすぐに指示を出しましたし、食事中の入居者様の様子を観察してそれぞれの担当が情報を共有すること、それから誤嚥や誤飲を防ぐ口腔《こうくう》体操の回数を増やすことにも努めています。二度とこのような事故が起こってほしくありませんので、できるだけの改善はしております」

施設の責任者として彼女は確かに努力をしてくれた。他の入所者に、母が誤嚥で亡くなったことを知らせて注意喚起もしたのだろうか？

「いえ、それは……。お亡くなりになったことは伝えておりません。と申しますのも、高齢になりますと自分ファーストといいましょうか、ご自分のことに関心はあっても他の方々のことまでは思いが至らないものなのです」

周囲で起こったことを自分と関係づけたり、それがどういう意味を持つかなど、歳をとるほど考えが至らなくなる、ということらしい。

「確かにそういう傾向はございます。したがって、今回のお母様に起こったことをお話しするよりも、誤嚥を防ぐ口腔体操の回数を増やすなどの予防をしっかりすることで、こうした事故を防ごうと思っております」

たとえ伝えても、どこまで理解してもらえるかおぼつかないし、数日も経てば話の内容すら忘れてしまう。だから積極的に不幸なできごと（母の死）を公にするつもりはないようだ。この道四十年のベテランで、高齢者の看取《みと》りも経験しているプロは（だからこそ？）そういう考えを持つものなんだ……。

争いごとが嫌いだった母

母が日常に潜む落とし穴にはまって亡くなったことを、他の入居者は知らされていないと聞いて私は意外だった。隣でいつも一緒にいた仲間が突然いなくなったことに気づいた人々の間で、噂になったりしなかったのか？　それともわからないままになっているのか？　施設内の様子は知るよしもないにせよ、知らせないことが施設側の居住者への気遣いだとしたら、老化を理由に知る権利を奪っているといえなくもない。哀しい現実だ。

せめて、家族の元に届く月例の会報誌に注意喚起の記事を載せたり、臨時のお知らせチラシを作って誤嚥による窒息死を二度と起こさぬよう問題意識を共有する、再発防止に向けての施設側の取り組みをしっかりと伝える。遺族の立場からすれば、そうしたことをお願いしたい。

このように私見を述べると、施設長は「見解の相違はありますが、ご意見は拝聴する」と改まった口調で答えた。

「見解の相違」という言葉が出たのは、老人介護を長きにわたって担当してきた彼女なりの矜持《きょうじ》だろうが、そう言い切ることでこの話題に区切りをつけたいのかしら……。その時だった。私の耳に生前の母の、柔らかな声が聞こえてきた。

「もうやめておきなさい。施設の皆さんはご親切にお世話をしてくださったもの。ここまで長生きができたから何の不満もないの。くみちゃん、よくお礼を申し上げてちょうだいね」

意見の相違を言い合うだけで嫌がった母。〝みんな、仲良く〟が口癖であり、それが一番の遺言だった優しい母。彼女の信条に私はまたしても背いてしまっている。

話し合いの最後に、母が救急搬送された際にかかった病院の費用も負担すると申し出てくれた施設長の言動から、誠意ある対応をしてくれたことに感謝をして、私と妹は話し合いを終えた。一階の玄関ホールへ下りていくと、母の担当だった相談員や顔見知りのスタッフが、お悔やみの挨拶に集まっていた。帰り際にホールを見渡すと、最後の別れをした三月三日の光景がまざまざと甦る。どこからか亡き母の「気をつけて帰ってよ」という声が響いてきそうで、私は何度も振り返りながら、施設を後にした。

厚生労働省の統計によると全死者数の十一・六パーセントにあたる十五万九五〇三人が、私やミドリさんの母親のように施設で亡くなっている（令和元年度の人口動態統計より）。

ある誤嚥裁判

「原判決を破棄する。被告人は無罪」

二〇二〇年七月二十八日に東京高裁の裁判長が読み上げた判決主文に、傍聴席から大きなどよめきと拍手が沸き起こった。

この誤嚥裁判の再審結果をテレビの報道で知った私は、翌日の朝刊に載った解説記事を興味深く読んだ。それは二〇一三年に長野県安曇野市の老人介護施設で、誤嚥により入所者(当時八十五歳 女性)が亡くなった事件の二審だ。一審の有罪を覆した判決は、おやつに出されたドーナッツが喉に詰まって窒息死したという遺族の主張をしりぞけ、業務上過失致死罪に問われた准看護師の刑事責任を認めなかった。裁判長は被告を逆転無罪にしたのだ。その後、検察は上告を断念。被告の無罪が確定した。

第一審では、「入所者の女性は嚥下能力が弱っていたために、ドーナッツを食べた直後に心肺停止状態に陥った」と判断。この施設では、誤嚥が起こらないよう「おやつはゼリー」と決めていたが、それを知らなかった准看護師がドーナッツを与えたために窒息死に至ったとして過失を認めた。

しかし東京高裁の第二審では、それまでにも本人がドーナッツを何度か食べており窒息の危険は低かったことを認め、介護士同士のおやつ変更の申し送りを准看護師が知らなくても、注意義務違反には問えないと判断した。

無罪を証明するもうひとつの証拠は、入院先で一ヶ月後に亡くなった入所者の頭部を撮影したCT画像だった。それを脳神経外科などの画像専門医が検証したところ、「窒息したことでは起こりえない脳の障害」が指摘された。解剖はしていなかったものの、死後に撮影したCT画像が残っていたことで、死因が脳梗塞と認定され、被告は逆転無罪を勝ち取った。

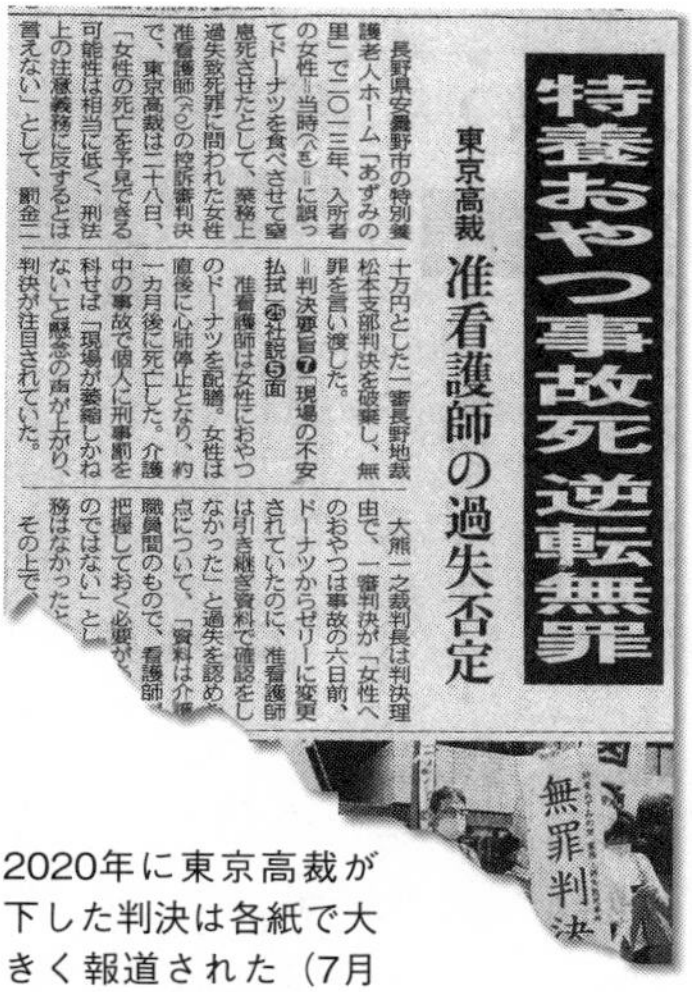

2020年に東京高裁が下した判決は各紙で大きく報道された（7月29日付け東京新聞）

この二審の裁判は、死因究明を慎重に行うことがどれほど大切かを教えてくれる。はっきりとした外傷のある殺人事件や目撃者のいる交通事故ならともかく、警察や臨床医が外見だけを見て正確に死因を特定するのは至難の業だ。遺族が、おやつを食べて女性が窒息したと主張したのは、関係者からの事情聴取や医師の診断に基づいての状況判断だった。この裁判によって、死後画像診断の存在が大きくクローズアップされた。

ニュースを聞きながら、私は母の誤嚥死を重ねずにはいられなかった。救急外来に担ぎ込まれた母も死後画像診断のCTを撮っていて、担当医師はそれを見せてくれた。死因に直接関係するようなほかの疾患が認められなかったことを考えると、母は誤嚥による窒息死だったのだろう。ただ、食事の際に異変に気づいた介護士が、その瞬間「うっと言って倒れ込んだ」と話してくれたことが頭にこびりついていた。

もやもやのありか

ネットでいわゆる心臓麻痺について検索すると、虚血性心疾患による発作が起きると「うっ……」と発するのがやっとで、たちどころに意識不明に陥って、短時間で心肺停止になってしまうという専門家の説明が出てくる。さらに、こうした発作が起こるのは月初めの月曜午前中が多いというデータもあるらしい。時間はお昼頃だったが、母に異変が起きたのは月初めの月曜日だった。

心臓発作の説明に私がはっとしたのにはわけがある。第四章で触れたように、母の異変に救急車を呼んでしまったことがあったからだ。

二〇一九年の暮れあたりから、母が時々不整脈を訴えていたことは事実だし、二〇二〇年の一月には、脈拍が一四〇、時には一六〇近くまであがり、かかりつけ医から脈拍を下げる薬を処方してもらっていた。しかし、いったん動悸《どうき》が速くなると、薬を飲んでもなかなか脈拍は下がらず、横になって休んではどうかとベッドに連れて行くと、かえって苦しいと顔をゆがめて椅子に座ったまま落ち着くまで待つ。このまますぐに息絶えてしまうかと思うことが正月明けから二、三回起きていた。そのため一月末には、ショートステイ先の施設から一度検診をしたほうがよいと言われて、一泊二日の予定で自宅に戻ってきたことがあった。そうしたら、その最中に身の置き場がないほどの胸苦しさを訴えた。日頃、かかりつけ医から、「何か緊急のことが起きたら、携帯電話にいつでも連絡をしてください」と言われていたのに、「心臓が壊れそうよ」「もうだめだわ」などと訴える母を目の前にして、妹も私も慌てた。たまたまその日が、かかりつけ医の往診日に当たっていたこともあり、他の患者さんの往診中の先生に迷惑をかけるより、救急車を呼ぶという決断をしてしまった。母はすでに観念していたのか、あれほど嫌がっていたサイレンの音にも安堵の表情を浮かべた。

二名でやってきた救急隊員は、寝室の壁によりかかって今にも気を失いそうな母を、手慣れた様子でストレッチャーに乗せてすぐに停車中の救急車へと移動させ、車内で応急措置をほどこしてくれた。そのかいあって脈拍も七十くらいに下がり呼吸も落ち着いてきた。

　ここで私はかかりつけ医の携帯電話に一報を入れようと試みたのだが、救急隊員からの「病院が決まりましたので出発しますよ」という声に押され、事後連絡になってしまった。

診察をした救急病院の医師からは、年齢のせいもあって心臓の機能が低下していると告げられた。二泊三日の検査入院をして退院の日に迎えに行ったところ、母は嘘のように回復してけろりとした顔をしていた。翌々日から私が仕事のため海外へ出かける用事があったので、その足でショートステイの施設へ戻り、月末までの期間を何事もなく過ごした。


このような騒ぎが亡くなる前に起きていたので、食事の時に心臓の発作が起きたとしてもフシギではなく、それが理由で亡くなったと言われたほうが私たち家族は納得したかもしれない。それほど誤嚥による窒息死は想定外だった。もし、ほんとうに心筋梗塞などが引き金になってそれにより食べ物が一時的に詰まったとしたら、死因の欄には心疾患の病名が書かれたのだろうか。

運び込まれた救急救命病院の担当医は、救急隊から車内で異物を除去したという報告を受けていることもあって、誤嚥による窒息死と診断した。しかし心疾患の場合、CT画像で見ても痕跡は残らないと医学者たちは指摘する。

心肺停止になった時に、もし胸や心臓から血液を採って「トロポニン－T」という物質の値を調べて、その数値が高くなっていたら、急性の心筋梗塞を発症していた疑いは大きくなったかもしれない。CT画像と併せて診断すれば心臓に異常が起きたかどうか、はっきりしたのだろうか？

だが実際は、誤嚥の証言が揃っていたので救急病院でもそうした検査はしなかった。警察も外見からの検視をして、事件性がないと判断すればなるべく早く検案に回して一件落着にしようとする。だから母の場合も、〝遺族が百パーセント納得するような〟という意味での正確な死因はわからないままとなった。肉親を異状死として失った場合、警察の対応などに追われて気がつけば、骨箱に収まった肉親を抱いているという状況なのである。

そして、もやもやとした感情が胸の底から浮かび上がってくると、ネット検索をしてさまざまな情報を集め、素人考えであぁでもない、こうでもないと悩み、そのたびに医学の専門知識の壁にはばまれてしまう。

あることをお願いする勇気

そんななかに誤嚥事故裁判の逆転無罪のニュースを知り、〝母の場合も死因を解剖によって精査してもらったほうがよかったのでは〟という考えが、ふっと湧いた。

そこで自問する。亡くなったと聞いて病院に駆けつけた時、そんな冷静な申し入れができる余裕や勇気が自分にあったろうかと。答えはＮＯである。

救急救命室のストレッチャーの上で横たわっている母はすでにこときれていた。その姿を見やりながら、「念のために解剖してください」と頼むことなど、その時点では考えもつかなかった。自分は日頃から生体移植や解剖には積極的な立場をとるほうだと自任していても、やはり肉親の思わぬ死に直面すると、いつもの思考力はどこかへ飛んでしまうらしい。涙もまったく出ず、よそごとのようにふるまっていたのも、逆に神経がふつうでなくなっていたのかもしれない。それに、〝死因は誤嚥による窒息死〟だと医師から告げられれば、よっぽどのことがない限り専門家の判断を受け入れる。ミドリさんが救命医から母親の死因は「老衰でよいですか？」と言われて「はい、と答えるしかなかった」と教えてくれたが、私も同様の心境だった。

解剖をお願いすればよかったという考えが浮かんだのだって、母の死後しばらくしてからのことで、当日はどこでどのように事故が起こり、どんなふうに亡くなったかという詳細な情報さえ与えられなかった。だから全体状況を把握できていなかった。もし解剖をして、死因がなんらかの心疾患だったとはっきりわかったら、しかたないと諦める気持ちが少しは大きかったと思う。

ただし、私たち遺族が解剖をぜひやってほしいと警察に強く頼んだら、施設側に手落ちがあったということになり、司法解剖になったかもしれない。

それでも解剖して死因がはっきりすれば、施設側の救命処置に対してもやもやとした気持ちに陥ることはなかったし、何よりも施設の職員たちが私たち遺族に対して、うしろめたさに似た感情を抱かずに済んだのではないかと思うのである。

工場街の検案所

母はほんとうに誤嚥が原因で死んでしまったのだろうか？　別の要因が働いたということはなかったのか？　一時期、そんな疑問ばかりが頭の中を行き来していた。そこで、検案を担当した医師から死因の説明を聞けば、少しは納得がいくかと思い、検案が行われている横浜市内の施設を思いきって訪ねてみることにした。

横浜市だけでなく、広く神奈川県全域からの検案と主に行政解剖（註・感染症や薬物中毒などが疑われた場合、主に公衆衛生上の理由から監察医制度のある自治体が行う。遺族の承諾は必ずしも必要なし）や承諾解剖を一手に引き受けているその施設は、平坦な埋め立て地に建った工業団地のど真ん中にある。

横浜市といったら中心地の西区や中区のはなやかな観光地のイメージしか湧かない私にとって、はるかまで連なる工業団地は、まるでリドリー・スコット監督の映画に出てくる近未来の退廃的な風景の中へ迷い込んだような印象を受けた。

ホームからの長い階段を下りて歩き始めると、マスクをしているにもかかわらず乾いて熱を帯びた風に乗って金属特有のチリッと乾燥した刺激臭が鼻をつく。金属加工をしている工場が集まっているに違いない。気のせいか目がかゆくなってきたので、目的地を目指して急いだ。

交差点からしばらく行くと、夏草が生い茂った工場跡の隣に「横浜監察医務研究所」という大きな看板が現れた。母はこんな遠くまで運ばれて検案を受けたのか……。改めて、周囲の殺風景な景色に胃がよじれるような気分を味わった。

まだ朝の八時前だというのに、建物を囲むように神奈川県警のパトカーや葬儀社の黒い車がずらっと列を作り、数名の男性たちが車内や車外で携帯電話を耳に当てたりしながら待機している。敷地の左手にあるプレハブの建物が事務所で、その奥には大きな別棟。入口にはグリーンの撥水床が広がり、ブルーの医療用防護服と帽子とマスクを付けた関係者らが、時々出たり入ったりしていた。

世話になった葬儀社が「体育館のように広い場所で、各地から搬送されてきたご遺体がずらっと並び、それを医師たちが流れ作業のように検案する」と話していたことを思い出した。繁忙期には葬儀社が遺体を施設内の解剖台へ運び込む手伝いをすることもあるらしい。

私は事務棟のインターホンを押し、母が数ヶ月前にこちらで検案を受けたこと、誤嚥事故が起きた施設の報告書を読んでもう少し詳しく死因について伺いたいと思って来訪したことを告げた。

「それなら〝院長先生〟を呼んで来ます。ちょっと待ってくれますか」

いきなりの来訪で門前払いされるのかとばかり思ったら、事務のスタッフはこちらの用件を聞いてくれた。警察車両が並ぶ外観からのものものしさとはうらはらに、気さくな対応にほっとし、好感が持てた。

――今、お手すきなのですか？

「短い時間なら大丈夫と思いますよ、ちょっと待ってください」

事務室の中でしばらく待っていると、黒いポロシャツとチノパン、腰にはブランド品のポーチ、黒いセルフレームの眼鏡をかけた筋肉質の体躯の男性が現れた。この施設の責任者だった。人を寄せ付けないような気難しい法医学専門家かと思ったらみごとに予想がはずれた。医師というよりスポーツトレーナーに見える。

「どうもどうも。ご遺族の方？　で、ご用件は？」

そこで用件を伝えると、院長は困ったような表情を浮かべる。

「死因ねえ……。解剖しました？　していないの？　じゃあ、わからないなあ。誤嚥死の場合は警察の聴取と救急病院の死亡診断の書類を見て判断するんですよ。中には、あなたみたいに後から死因が気になって問い合わせをしてくる人もいますけれど、解剖をしない限り詳しい死因はわかりませんね」

解剖するという考えに至らなかったのは、事故がどのように起きたのか、どんなふうに救命処置をしたのか、これらの疑問についてショートステイ施設の職員からは何も聞けなかったからだ。

——詳しい状況を知ったのは死後三ヶ月ほど経ってからだったので。

「そうかぁ。そうだよねえ、大体はそういう状態なんだよね」

火葬すれば、永遠の謎

人当たりの良い院長はご親切にも、スタッフにここ数ヶ月間の検案依頼書を綴じたリストを持ってこさせて、分厚い書類の束をめくり始めた。

「えーっと。何月何日だったの？　ほら、このように警察からの申し送り書類に解剖希望の有無をつける欄があって、〝無〟に○がついていたら我々は解剖やれないの。逆にご遺族から解剖依頼があったものはすべて百パーセント行っていますけれどね」

私の目の前で一枚一枚めくられていく分厚い検案リストには、おびただしい数の死者の記録が収められている。それぞれがどういう気持ちで解剖希望の「有」と「無」を警察に告げたのか想像もつかないが、中には解剖希望にいったん印をつけておいて、後から二重線で消して捺印をしているような例もいくつか見受けられた。

「本来は、どんな場合でも解剖はやるべきなんですよ。だけどご遺体に傷がつくと言って、日本では嫌がるご遺族がほとんどですからね」

それでもこの施設は解剖数が多いことで知られている。少し古い資料だが、二〇一二年に毎日新聞が求めた情報開示によると、ここでは年間三六八〇体の検案が行われたことが明らかになっている。一日の平均解剖数が十体前後とすれば、よほど迅速かつ効率よく作業をこなさなければ引き受けられない。二〇二〇年度は神奈川県内の解剖数は三六四〇体。

直近の解剖率でも監察医制度のある兵庫県についで全国第二位と高い率を維持している。日本では解剖というと「何もそこまでやらなくても」とか「死んでしまったのだからもう仕方ない」などと考える遺族が多い。特に病死の場合は敬遠する。

しかし死因究明の先進国では、グレーゾーンにあたる異状死の解剖率が高い。例えば、スウェーデンでは八十九・一パーセント、フィンランドの首都ヘルシンキでは七十八・二パーセント、オーストラリアでも五十三・五パーセントが専門医の手で解剖され、組織や尿や血液などは標本として保存される。こうしたやりかたのほうが実は死者のためになるのだけれど、日本では人材、施設、財政、どれもないないづくしのうえ、遺族の心理的抵抗もあって実現は難しい。

最近は死後画像診断（ＡＩ）としてＣＴやＭＲＩを使い、脳や内臓や骨の組織の画像から死因究明を行うことが総合病院や大学病院では広まってきたが、死因の特定はやはり解剖が優れていると法医学者たちは指摘する。

横浜市の場合、医師が崇高な使命感をもって検案にあたっているとはいえ、一ヶ所に集中していることが常態化している。

――こちらだけに解剖や検案が集中するのは負担が大きすぎませんか？

そのように質問すると「他にやる人がいないからね」と、淡々と答える。日々多くの検案をこなしている院長は「解剖をしなければ死因の特定はできません」と繰り返し、「はい。じゃ、これで」と言いながら奥へ消えた。

帰路、頭の中で「誰も引き受け手がいないからやっている」という院長の言葉が何度も頭の中でリフレインした。重要な任務を背負って奮闘しておられることはよくわかった。コンプライアンス（法例遵守）、解剖の質、金銭の動きに不明点がなければ、その使命感に感謝し、敬意を表するほかない。だが、閉じられた特殊な世界だからこそ、もっと可視化して業務の公益性を知らしめたほうがよい。そうすれば死因究明の社会的な意義も、一般に広まるのに。そして「解剖をしなければ死因の特定はできない」という発言も私の気持ちに深く染みこんだ。遺族がもやもやとした疑問を抱いたとしても、火葬したとたんに死因は永遠の謎となってしまうのである。母のケースもそうした多くの事例のひとつに過ぎない。

第六章
死因究明になぜ淡泊なのか

歴史にみる死因究明

第六章を始めるにあたり、確認の意味で「死因究明」とは何をさすかをはっきりとさせておこう。

亡くなった人を診断（死後診断）して、死因を決定する。↓精査が必要であれば、解剖をしたりさまざまの検査を実施して原因を解明する。↓死亡診断書（もしくは死体検案書）を発行する。

こうしてやるべきことを書き出せば、死因究明は医療行為だということが明白になる。言うまでもなくヒトの死を宣言し、死後画像診断や解剖などを行って死因究明ができるのは医師だけである。それなのに、なぜ警察が最初にやってきて捜査の対象として事情聴取や検視をするのか？　この疑問は、それまでまったく知識のなかった私が、父の死に際して感じたことだった。

警察がやってくるからにはどこかに法的根拠があるに違いない。日本の死因究明の制度はどのようなプロセスを経てできあがっていったのだろうか?

日本で初めての人体解剖。それは一七五四(宝暦四)年に江戸幕府の御用医学者である山脇東洋(一七〇五〜一七六二)が行い、成果を『蔵志』という一冊の医学書にまとめた。助手とともに初の腑分け《ふわ》(刑死人を使った人体解剖)を行った当時の六角獄舎跡(京都市中京区神泉苑近く)には〝山脇東洋観臓之地〟なる記念碑が建立されている。なお歴代の医師を輩出した山脇家の墓は、京都の繁華街・新京極の真ん中にある石造りの「迷子のみちしるべ」で有名な誓願寺にあり、解剖された人々の供養碑も建っている。

山脇東洋が先鞭《せんべん》を付けた腑分けは、その後杉田玄白や前野良沢をはじめ多くの医学者たちによって引き継がれ、人体の仕組みを実地に見聞、学習する機会が増えた。その結果、翻訳本『解体新書』など優れた医学書が世に出て医学の発展に大きく寄与した。

しかし、法医学となると話は別だ。中国の南宋時代(一一二七〜一二七九)に出版された『洗冤集録《せんえんしゅうろく》』という専門書が日本はもとより朝鮮、ヨーロッパでも法医学の原典とされ、死因の特定や死亡時間などの参考にされていた。五代将軍徳川綱吉の時代に名奉行としてその名を馳せた大岡忠相《ただすけ》越前守（在職期間は一七一七～一七三六）らの町奉行、そして現場担当の与力や同心らの役人も中国の法医学書で学び、現場検証や事情聴取、検視を行っていた。彼らの経験と勘が大きくものを言った時代だったのだ。

幕末になると、ようやく近代医学の知識が系統立って組織的に伝わった。幕府海軍の招聘《しょうへい》で一八五七（安政四）年に来日したオランダ海軍の軍医ヨハネス・ポンペ・ファン・メーデルフォルト（一八二九～一九〇八）が、長崎市内にあった海軍伝習所内に本格的な医学校を開校して日本に近代医学教育をもたらした。一八五七年十一月十二日の初めての授業には、松本良順以下十二名の医学者が参加したといわれ、この日は現在の長崎大学医学部の創立記念日になっている。医学校では人体解剖実習もポンペの指導で行われ、日本後に、産科医として初めて西洋医学を学んだシーボルトの娘の楠本イネも参加した。日本の近代医学の黎明期を豊富な資料で展示している長崎市西小島の『長崎小島養生所跡資料館』は、一度訪ねてみることをおすすめする。

やがて時代は明治へ。あらゆる制度の西洋化が一気に進み、刑法や法医学についても欧米各国と同等レベルの整備が必要となった。そこで明治政府は一八七四（明治七）年に警視庁を設立、一八八二（明治十五）年からはドイツをはじめとする欧州型の制度を手本にして刑法を施行。検視を行う専門員の養成も始まった。一八八九（明治二十二）年には東京医学校（東大医学部の前身）で本格的な司法解剖が行われた。

ついで一九〇六（明治三十九）年には医師法が公布され、医師は自ら患者を診察しなければ薬の処方箋や診断書を出してはいけない、自ら診察、検案をしなければ死亡診断書や死産証明書を発行してはいけないという現代にもつながる条項が定められた。また、異状が見つかった死体については、医師が二十四時間以内に警察に通報するという義務も明記された。さらにその三年後の一九〇九（明治四十二）年に、「診療中の患者が死亡した時は検案の必要はない」という但し書きが加わった。こうして医師法の中の条文が根拠となり、検察や警察などの法的執行機関が主体となって死因究明をすすめることが、決定された。

明治時代の旧医師法を引き継いで、現在の「医師法二十一条」には異状死の警察への通報義務が明記されている。これに加え、「変死者又は変死の疑のある死体があるときは、その所在地を管轄する地方検察庁又は区検察庁の検察官は、検視をしなければならない」

という「刑事訴訟法二二九条」によって、警察官（検察官の代行をしている）による検視も義務づけられている。

このふたつの法律によって、明治以来、捜査機関が異状死の遺体を扱い、事件性の有無を調べるということが明文化されているのである。

しかし、警察が取り調べた事柄は彼らがすべて管理しているので、教えてもらえない。犯罪に関係のない事案でも、犯罪の有無を前提にしての捜査だから情報は一般に開示されないのである。理屈はそうであっても、遺族が感じる違和感のひとつであることは確かだ。

進駐軍が作らせた監察医制度

時代は過ぎて太平洋戦争が終わった一九四五（昭和二十）年。勝者としてのＧＨＱ（連合国総司令部）が、日本の諸制度の改革に乗り出した。そのひとつとして一九四六（昭和二十一）年、監察医務局に関する覚書が出された。東京や大阪などの都市部で進駐軍が目にしたのは、不衛生な街中に捨て置かれた餓死者や病死者の遺体、不潔なぼろをまとった孤児の群れだった。そこでＧＨＱはただちに日本政府に対して、法医学の専門家が中心になってアメリカのメディカル・エグザミナー（Medical Examiner）制度をお手本にして、感染症で死亡した疑いのある者、中毒、災害などによって死亡した疑いのある者、その他原因不明で亡くなった人々を公衆衛生の観点から検案、解剖するよう指導した。

こうして一九四七（昭和二十二）年、厚生省令「死因不明死体の死因調査に関する件」が公布されて、まずは東京二十三区、横浜市、名古屋市、大阪市、京都市、神戸市、福岡市の七都市で監察医制度がスタートした。これら七市が選ばれたのは、当時の総人口の三分の一が集中していたからだ。一九四九（昭和二十四）年には「死体解剖保存法」も制定されて監察医による検案と解剖が実施されることになった。

第一章から何度か記した「監察医制度」とは、このGHQが導入した死因究明制度のことをさす。その目的は死因を精査すると同時に、日本人の栄養状態や病気との関わりを調査してそれを統計としてまとめ、今後の公衆衛生の発展に役立たせるというものだった。しかし、明治以来手本にしてきたドイツ中心の欧州型の死因究明制度が国内には根づいていたため、アメリカ式との抱き合わせ運用は日本の死因究明制度を複雑にしてしまった。そもそも違う木の幹に接ぎ木をしたようなもので、系統立ったシステム構築がなされないまま、中途半端に運用しているのが実情だ。

監察医制度が全国に広まることをGHQは期待していたのだろうが、現在もきちんと機能しているのは東京都二十三区だけである。都の監察医務院は文京区大塚にあり、そのホームページによると常勤監察医（院長を含む）十二名、非常勤監察医五十二名（令和二年度）を擁し、二十三区内で異状死が発生すれば警察の要請に基づいて夏場は五班、冬場は六班体制ですぐに現場へ出向いて検案を行う。検案書を発行するほか、都内の十校以上の医科大学や大学の医学部と提携して、司法解剖以外の解剖を担当している。年間予算は約六億円。なお国勢調査に反映されるデータは、精度の高い東京都監察医務院が扱うものだけだ。

では監察医制度を存続させている大阪市、神戸市、名古屋市の実情はどうなっているのだろうか？

大阪市は二〇一七年に、年間一億円ほどの財政負担を理由に監察医制度を廃止しようとした経緯がある。しかし、異状死が増えれば死因究明がうやむやになる恐れを警察から指摘されたことから、多死社会をふまえて制度を維持している。監察医事務所が検案や解剖を行うのは大阪市内でなんらかの理由で亡くなった遺体のみで、大阪市以外の場合は警察が委託した地域の医師たちが行っている。検案料は一万五〇〇〇円とほぼ全国平均に近い。

神戸市の「兵庫県監察医務室」は、神戸市内の七区（東灘区、灘区、中央区、兵庫区、長田区、須磨区、垂水区）からの遺体を対象として、神戸大学医学部とも連携をしながら検案と解剖を行っている。遺族負担は解剖があってもなくても一律に一万五〇〇〇円。検案書代金が五〇〇〇円なので、総計二万円で済む。しかし、神戸市以外では監察医制度の対象外なので行政解剖ができず、警察の嘱託医が外見からの検案だけで死因を決める。本来なら人口が多い芦屋、伊丹、尼崎、川西、宝塚、西宮の各市からの遺体も監察医が死因を認定するよう業務を広げるべきだろうが、人材と予算不足が足かせになっているようだ。

名古屋市はどうかというと、県内の四つの大学の法医学専門家六名によって構成される「死因調査究明会」が解剖を実施している（ことになっている）。しかし、近年はほとんど取り扱い例がないため、監察医制度は名目上存在しているにすぎない。名古屋では監察医が主導して検案や解剖をしているわけではなく、警察が監察医の解剖を必要と判断した場合に限って解剖するという仕組みだ。そのため、解剖して検査するほぼ全例が司法解剖または調査法解剖（註・警察署長の権限で事件性がないか調べたり、身元の判明のために行う。遺族の承諾は不要）にあたり、二〇二〇（令和二）年度の解剖率は四・六パーセントと全国平均以下の数字だ。ただし、いずれの解剖であっても費用は公費で負担されることにはなっているので遺族負担はない。

一方、監察医制度そのものをやめてしまった自治体もある。

一九八五（昭和六十）年に京都市と福岡市が、中曽根政権のもとで断行された行政改革の対象となり廃止した。その背後には公衆衛生の状態が大幅に改善されたと見なされたか、あるいは財政事情のせいで監察医制度自体が機能していなかったという事情があったようだ。

それから約三十年後の二〇一五（平成二十七）年には横浜市が廃止した。神奈川県知事はその理由を「時代にそぐわない」と議会で表明した。それまで横浜市立大学と五名の監察医のもとで行われた解剖や検案は、地元医師会からの推薦があり経歴が相当と認められた開業医（個人事業主）が、警察と嘱託契約を結んで行うことになった。市立大学の法医学教室は司法解剖だけを担当し、異状死の検案や解剖は嘱託医が担当している。すでにお話ししたように、一ヶ所の施設に集中している現状を、改善しようという強い意志が自治体にあれば第三者委員会に運営指導や監査を託すこともできるはずだが、実情は第五章で述べたとおりだ。

もし、監察医制度がGHQの思惑通りに全国に行き渡っていたら、現在の死因究明に関する問題の多くは生じていなかっただろう。

なぜ広まらなかったか?

監察医制度が最初から設置されなかった自治体、もしくは廃止してしまった自治体では、公衆衛生の向上を目的とした解剖や検査が少ないために、そこから得られた情報や知識を地元社会や国民全般に役立てる機能が乏しい。なぜ監察医制度は全国に広まらなかったのだろう?

表向きの理由は、横浜市が述べたように「公衆衛生の飛躍的な改善で当初の目的は達成したのではや時代にそぐわない」ということだろうが、廃止した三都市（京都市、福岡市、横浜市）に共通しているのは、国からの補助金が途絶えたことで自治体の負担が増えたという財政的な問題だ。また、医師会や大学の法医学教室における人材不足で、法医学に精通する専門医が確保できなかったという事情もある。

これだけではない。死因究明が公益性の大きな事業だという認識が欠けていること、自治体も報道各社も政治家も死因究明の社会的意義を広く伝える啓発活動を怠ってきたこと。そのため死因究明の重要性は理解されても、必要性が地元に広がらず、廃止反対の世論が盛り上がらなかったこと――など理由はさまざまに考えられる。

制度上の不備や財政面の問題に加えて現場の警察医や臨床医、法医学者らが指摘する問題がある。それは、亡くなった人に対しての死因究明、特に病死の場合はその必要性を日本人は積極的に求めない、つまり、死因究明に淡泊な国民性があるというものだ。

それでも、全国規模で監察医制度を普及させるのが本来の死因究明のあり方だと専門家は言う。

「死因究明や公衆衛生の点だけでなく、監察医制度は、ご遺族のケア、亡くなった方の尊

厳を守るという大事な役割を担っているのです」（名古屋市立大学大学院医学研究科法医学分野　青木康博教授）

特に、異状死扱いになった多くの方々の死因を精査することは、とりもなおさず死者を大切に扱うことにつながる。もし、本当の死因とは違う見立てをされて検案書に書かれたら、「もの言わずして死亡した人々の人権が擁護できない」（法医学の第一人者である上野正彦氏の言葉）ことになる。上野氏の言葉の意味するところは非常に重い。

具体的な数字を挙げてもう一度記そう。二〇二〇年の一年間に、警察が取り扱った遺体総数は十六万九四九六体。そのうち解剖された例は一万八三三九体。その内訳は犯罪、もしくは犯罪が疑われたための司法解剖が八一一五体、調査法解剖が二九八三体、その他の承諾解剖や行政解剖などが七二四一体（警察庁刑事局捜査第一課調べ）と記録されている。

解剖率が全国一高いのは、三十三・五パーセントの兵庫県（総数は一八四三体）。第二位が二十九・四パーセントの神奈川県（三六四〇体）、第三位が二十三・四パーセントの沖縄県（四三一体）となっている。沖縄県は一九七二年に本土復帰するまで、アメリカ式の剖検制度が運用されていたので、現在も解剖の数は多く、それだけ死因究明に熱心な自治体といえる。

その一方で解剖率が二パーセントと極端に低いのが広島県だ。地域によってばらつきが大きいことはおわかりいただけると思う。死因究明の先進国を見習って異状死扱いになった遺体は原則すべて解剖をし、組織や血液のサンプルを保存し、記録をデータ化しておけば、万が一、後から死因に疑問が出たとしてもすぐに再検査ができるのだが、人材も予算も受け入れ施設も足りない日本での実現性は低い。

日本が明治の初期にお手本として導入したドイツをはじめとする欧州大陸系の法制度のもとでは、医師が異状を感じた場合、警察への通告義務がある。警察が遺族に事情聴取をして遺体を検視する際に、遺族の抵抗感や、異状死の場合の解剖数に問題はないのだろうか？　そうだとすれば、なぜ日本だけがこうした不備を指摘されているのか？

ドイツで法医学を学んだ久保教授は、あくまで一般論と前置きしたうえで、日本とドイツを比較した場合、遺体に対する考え方と死因究明のプロセスに違いがあると説明した。

「犯罪と関係がないと判断された異状死の場合、解剖は葬儀を終えてから行います。教会で葬儀が済めば魂は神のみもとへ行き、体は抜け殻になるとドイツ人は考える。そこが日本人と大きく違うのではないでしょうか」

——やはり宗教観の違いですか。そのためご遺体の解剖も抵抗なく受け入れられるということですね。

「ご遺体は法医学研究所に運ばれますから、警察の関与はありません。そこで検案をして、必要に応じて感染症の検査、血液や薬物の検査、ＣＴ画像撮影などを行って死因を特定します」

——死因究明が済んでからご遺族のもとへ戻るのですね？

「検案なら二日ほど、解剖でも一週間後には納棺してご遺族のもとに戻り、それから火葬するのです。検案が済んだご遺体でも病院で亡くなったご遺体でも、火葬場で衛生医の検案を受けます。法医とは別の目でご遺体を検案し、添付されている記録と照合した上で、問題がなければ火葬へ回す。もし異状が見つかれば衛生医が解剖をします」

——つまり、法医と衛生医がダブルチェックをする。それなら日本のように死因究明があやふやになることも、ほぼありませんね。

「そうですね。また、イギリスでは死亡診断書や死体検案書を、記載した医師以外の医師が再度確認した上で埋葬します。在宅医が身勝手な考えで患者さんを死亡させた事件が起きてから、このようなダブルチェックの制度が作られました」

なるほど。死因究明の心構えがかなり違う。

まず警察が介入して捜査をして、その後の検案は嘱託医が担当するという流れはドイツも日本も同じなのだが、日本はドイツに比べて警察の存在感というか比重が大きいように感じる。目視による検視だけで警察が死因を決めれば（実際、年間の死者数のうちのある部分は、死因も精査されずに火葬場に送られてしまう）、正確な死因はわからないままになることもありうる。やはり他の死因究明先進国のように、医学の視点から、独立した法医学の専門医がすべての非犯罪死の死因判定にかかわるほうが、死因究明においても遺族の感情においてもよいのではないだろうか。

とはいっても、現在の制度はそう簡単に変わりそうもない。医師に捜査権を持たせることは日本では法制度上無理だろうし、警察も簡単に捜査権を手放すことはないだろう。その意味で、「東京都監察医務院は、絶妙のバランスで成り立っている奇跡のような存在」とまで、専門家は話すのである。

私は今まで死因究明の重要性についてあまり考えたことがなかったが、死因が書きこまれた死体検案書を市区町村役場に提出すれば、故人の戸籍が抹消されると同時に人口動態の調査票が作られ、日本の死亡統計に加えられる。やはり死因を正確に把握することは私たちの公衆衛生にとっても保健行政にとっても大きな意味があり、そこからも「一人の死が万人の命を救う」という言葉の重みが感じられる。

敬遠の理由は文化なのか

日本人は死因究明に淡泊だという見方が専門家からは寄せられている。解剖が敬遠されるのも日本人の死生観が少なからず関係しているのでは、という意見も聞く。遺体になっても遺骨になっても「モノ扱い」をしないのは、亡くなってまで痛い思いをさせたくないとか、二度も死なせるようなことはしたくないという遺族の心情とつながっている。言葉を換えれば、家族への愛や絆そのものといえるかもしれない。

そうした心情は何も日本人ばかりではないと思うが、日本の警察は遺族の気持ちに配慮して特段の不審点や問題がなければ積極的に解剖を勧めない。だから犯罪の疑いが濃厚な場合をのぞいて、解剖数は多くない。

千葉県医師会警察関係医療担当理事でもあり、千葉県警の嘱託医を束ねる立場でもある『手賀の杜クリニック』の志賀元医師に、この点について話を伺う機会を得た。内科と小児科の看板を掲げながら「在宅医療を含め、自分がイメージしている地域のかかりつけ医の仕事はすべてこなしている」と話す志賀医師は、好奇心あふれる目がくりくりとよく動く。〝よく遊べ、よく働け〟がモットーなのか、休日は基本的に自分の時間を大切にしたいとのこと。そこで今回の取材も、志賀医師の趣味のラーメン食べ歩きに便乗して、『新横浜ラーメン博物館』でお目にかかることになった。

「検案の現場を担当していると、〝そもそも日本人に解剖は合わないのかな〟と思うんですよ。死体は侵すべからざるものと思っている。その反対に穢《けが》れや恐れの意識も持っているでしょう。仮に本人が生前に解剖を望んでいたとしても、死後はご遺族が承諾しなければできません。死因究明をしっかりと行うというモチベーションが低いんですよ。特に病死の場合はね。だから死因究明がなおざりにされているという面が確かにあります。欧米諸国のように解剖を推進する施策はなかなか難しいのではないかと感じています」

――うーん、やはり文化的な側面が強いですか。

「もちろん人材不足、予算不足、施設不足もありますよ」

――でも、医師の立場からこれは解剖が必要だと現場でお感じになることもあるでしょう？　医師から言われれば、ご遺族だって納得するのではありませんか？

「病院で行う病理解剖の場合は、医者側のモチベーションが影響します。担当医が信念を持って〝絶対に解剖をしたほうがよい〟と言えばご遺族も承諾してくれますが、中途半端な説得ではご遺族が承諾しませんから解剖に至りません。ただし、異状死扱いの場合、検案を担当する嘱託医がご遺族に接触する機会は限られたものになります。そして病院の主治医と違って人間的な信頼関係も構築されていません。その状態でご遺族に説明しても承諾が得

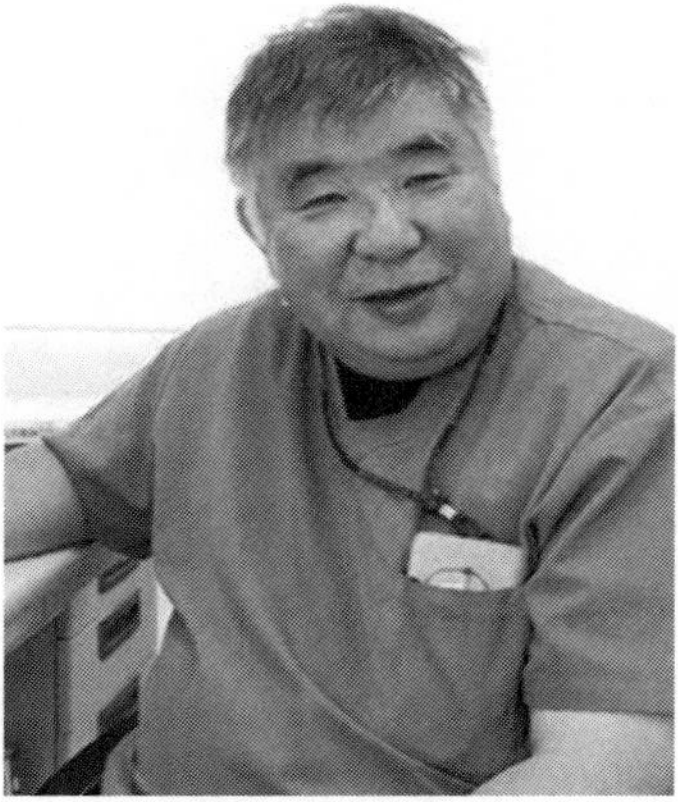

日本人の心情からも志賀元院長は解剖よりもAIの推進を説く

られることは少ないと言わざるを得ないのです。それよりも、主体的に事情聴取をしたり検視をする警察のほうがご遺族の意思決定への影響力は強いと思われます。解剖をするかしないかの決定が、警察の意見に左右されてしまう背景にはこんなことが関係しているのかもしれません」

志賀医師の言葉どおり、警察の決定を嘱託医が覆すのは難しいとの声が、後ほど紹介する警察医・嘱託医のアンケートにもある。

一方で、解剖の数が少ないのは日本人の精神性が理由というより、単に警察が面倒を避けているだけという意見もある。千葉大学大学院教授で、日本の死因究明の不備を鋭く指摘し続けている岩瀬博太郎氏は、『医療ガバナンス学会』の記事で日本の死因究明の不備について次のように述べていた。

以下に解剖についての意見を抜粋、紹介しよう。

「マスコミが死因究明の現状をあまり報道しないのは、日本人が解剖を嫌いだからという背景があるのかもしれない。しかし、解剖の必要性について充分説明をした場合、遺族の解剖承諾率は8割以上であるとされるし、鹿児島、千葉の変死体解剖率がそれぞれ1%、3%なのに、沖縄、東京の解剖率はそれぞれ12%、18%で、この地域較差を『日本人の解剖嫌い』で説明することは困難だろう。日本人の国民性が他国に比べて解剖嫌いというわけではなく、警察が面倒な解剖を避けている、あるいは、解剖したくてもできないから解剖率が低いだけなのだ。仮に百歩譲って日本人が解剖嫌いだとしても、何故解剖の代わりに、CTやMRI、血液検査を導入して、適正な死因診断をしてこなかったのだろうか。よく考えれば、死因究明に関してはおかしな点はいくらでもあるのだが、これまで、国民が、真実を知らずに、考えてこなかっただけだ。それも、マスコミが真実を報道してこなかったためでもある」

（医療ガバナンス学会　臨時vol.4号　2007年2月25日より）

死因究明の意義や必要性をしっかりと伝えれば、遺族から解剖の承諾も得られるだろうが、臨床医として嘱託医として遺族の気持ちに寄り添ってきた志賀医師は、現場で解剖への抵抗を実感しているようだ。

「私の意見は、日本の風土の中で必要な解剖をすべて実現しようとすること自体に無理があるというものです。解剖という手段にこだわるとどうしても不可能な例が生じてしまい、適用がまちまちになってしまう。その状況では〝死因究明の推進〟という目的は到底実現できるわけがない。むしろ、手段をＡＩ（Autopsy Imaging ＝死後画像診断）に絞ったほうがよいのではないか。一律の基準に合致する異状死体なら、すべて同程度のレベルの死因究明が実現できるようになっていくと思うのです。ＡＩの所見を分析した上で、行政解剖の絶対適用を定義できれば、解剖率の向上にもつながるはずです」

つまり、解剖よりもＡＩの普及のほうが日本の現状に抵抗なく受け入れられるので、次善の方策としてＡＩの機会を増やすべきという考えだ。

嘱託医（警察医）はつらいよ

監察医制度が設けられていないほとんどの自治体では、内科や外科を専門とする地元の医師（たいていが個人病院の院長クラスのベテラン）が、所轄の警察と嘱託契約を結んで警察の捜査に協力しながら検案に貢献している。しかし、警察医とも呼ばれる彼らの仕事はそれだけではない。留置場の容疑者や刑務所の受刑者の検診や治療も担当している。自分の患者さんの診察をこなしながら、いつ飛び込むかわからない警察からの要請に対応することになるため、そうとうの激務になっているはずだ。

私たち一般市民にはほとんど知られていないこうした現場からの声を集めたアンケートがある。厚労省の事業補助金を活用して、さまざまの死因究明推進に関する研究チームが全国六一四名の検案に関わる医師（そのうち警察の嘱託医は三二四名）の意見を集め、成果報告のひとつとして公表しているものだ。監察医制度のない地域で奮闘している医師たちに、日頃の活動を通して苦労していることや不安に思っていることなどを自由に書き込んでもらった意見欄は実に興味深い。多くの医師たちが可能な限り警察に協力していることが伝わってきて、その使命感の強さに感嘆する一方、課題も浮き上がる。目を引くのは多くの医師たちが後継者の少なさ、身分保障や待遇の不安定さ、警察との見解の不一致を悩みとしてあげている。中でも後継者問題は地方では深刻なようだ。以下、いくつか紹介する。〝〟で囲った部分は、アンケート回答から引用した生の声だ。

〝大多数の医師が検案にまったく無関心〟

〝年齢と共に深夜の検案はきつく感じるため、ぜひ若い方に警察医になってほしい〟

〝研修会を開催し、協力医を確保しようとしているが、実務についてくれる方が少ない〟

〝今は使命感・責任感で務めているが、あと何年頑張れるか心配〟

など、体力の衰えを自覚しているベテラン医師たちは、若手医師の参加が増えることを熱望している。中には、〝医師として検案業務は依頼されれば必ず行うべき〟と学生時代に法医学で教えられたから、自分は開業してでもずっと続けてきた。しかし、〝医師会員でも患者診察が優先され、検案を拒否する若手医師が増加している。原点に戻るべきでは〟という意見もあった。


身分の不安定さも彼らを悩ませている。

〝検案書は医師にしか作成できず、義務である〟との信念が医師にはあるのだから、待遇改善も含めて行政がマンパワーの確保を検討する必要がある。警察署からの要請があれば自分の患者の診察中だろうが休日だろうが夜中だろうが検案を行う場所へ向かう。事前に警察と協議して、診察時間にはなるべく要請を控えてもらうようしている医師ももちろんいるが、基本的には二十四時間オンコールされる覚悟で引き受けなくてはならない。現場が遠ければ往復に時間もかかるし、自分で車を運転して駆けつけることもしばしばだ。

それなのに、

〝検案業務については明文化されたものがない〟

〝労災への加入手続きが行われている話は聞いたことがない〟

などと、ないない尽くしの現状で、検案中の感染や現場へ向かう途中の事故への保障もないとアンケートに答えている。

また、共同作業をする警察官への感謝と同時に、警察署との見解の相違も記されていた。

〝警察はあくまで事件性の有無に重点を置いており、保健衛生的な考え方はほとんどない〟

〝事件性のない死体検案の際の死因究明についてはかなり不備があり、疑い診断の域は出ない〟

〝究明の意欲はあるが、警察は積極的ではなく予算がないからできない、の繰り返しである〟

〝検案を行う際に必要な器具が十分に準備されていない〟

〝解剖すべきだと医師が提案したところ、こんなケースを解剖していたらきりがないと説得されてしまった〟

こうした現場の声を聞くと、異状死扱いになった遺体の一部はしっかりと死因を究明されずに火葬へまわされる実態がすけて見えてくる。地域の警察医たちが、将来的には東京都のような監察医制度が全国に広がることを期待するのも無理はない。

それでも多くの医師たちが使命感に燃えた回答をしている。

〝かかりつけ医がいる場合には最初にかかりつけ医に検案依頼すべきである〟

〝自分のかかりつけ患者に対しては最低検案したい〟

こうした発言からは、最後の最後まで患者への責任と使命感を感じる。

現場の嘱託医が提言

死因解明の改善について「解剖よりもＡＩの普及を」と提言する志賀医師も、日夜、激務をこなす警察医のひとりである。

志賀医師は、千葉県医師会の警察関係医療担当理事となった四年ほど前から活動を始めたとのことだが、もともと救急救命医であったことから検案自体の経験はそれなりにあったため、特に戸惑うことはなかったという。

「自宅で診取《みと》りをする患者さんは年間二十数名ですが、警察から頼まれての検案はもう少し多いですね」

——千葉県の異状死は、年間どれくらいの数ですか？　検案を担当する嘱託医は何人くらいおられるのでしょうか？

「年間では八〇〇〇体くらいです。警察医（嘱託医）の登録数は一一七名ですけれど、一警察署あたり三、四名と指定されております。しかし、その中での検案件数は必ずしも均等ではありません。検案料ですか？　私は四万円をいただいております。自由診療ですから値段はまちまちで実態はよくわかりませんが、そのあたりの金額が平均という噂です」

——嘱託医はただでさえきつい仕事なのに、身分の保障があやふやなどご苦労が多くストレスが溜まりませんか？　アンケートを見ても、後進が育たない、若手の関心が薄い、というのが全国共通の悩みのようです。

「警察医は、県医師会の推薦のもと、個人（医療機関ではない）と県警察の間で個別に契約が結ばれます。地区医師会を通じて求人広告を出すのですが、勤務時間は不定期で、報酬も定額を明示するわけにもいかないので、ボランティア業務と勘違いされている医師も多いのではないかと思われます。実際にこのような内容の募集に応募する人なんかいるわけがないのです。人気がないのは、業務の内容がよく理解されていないからだと思っています」

――そうした状況について千葉県医師会はどのような対応をなさっているのですか？会員の皆さんへのリクルートなどもやっているのでしょうか？

「業務の内容を紹介する目的で、『警察医だより』と題した連載コラムを現場からの声として連載しています。私が担当している柏市では、若手というほどではありませんが、少なくとも私よりは年下の医師二名が業務に参加してくれています。しかし、この仕事を続けて感じるのは、自ら主体的にやっている方がほとんどであるということです。決してイヤイヤやっているわけではない」

――それは使命感からですか？

「それもあるでしょうが、社会への貢献を実感しやすい業務であり、長く続ければ叙勲の対象にもなって名誉も得られる、地域の警察と顔の見える関係を築くことができるなど、いろいろとメリットもあるのです。自分が辞めた後は息子にやらせる、というういわゆる世襲が見られるのも、単純に後継者を見つけられないという理由だけではないような気がします」

——現在〝なるべく警察のお世話にならぬよう人生を終えたい〟という趣旨で取材を進めていますが、志賀先生はどうしたら異状死を減らせるとお考えですか？

「千葉県の場合は、異状死扱いになるのはかなりの部分が独居の高齢者ですから、独居孤立死を減らす手立てを考えることです。かかりつけ医が生活面まで管理をしているような場合は、警察の介入は必要ありません。ただ、そもそも独居高齢者の方々には医療機関を受診したがらない人が多いのも事実です。そのような人たちに対して、さまざまな立場の人たちが自宅を訪問して見守るいわゆる〝地域の目〟のようなシステムの構築を前提に、いざ孤立死になりそうだという前に、何かおかしいと気づいたら、すみやかに医療者につなぐ仕組みも作っておく必要があります」

——その点、いろいろ工夫がなされているようですね。松戸市の堂垂《どうたれ》院長からは、週に一回の自動電話による見守りシステムのお話を伺いました。

「〝地域の目〟の仕組みはいろいろなエリアで整備がなされているところですが、異変時に医療に直結する仕組みについてはまだまだ十分とはいえないのが実情です」

在宅医療支援と、ご近所や民生委員などの協力を含む地域ケアを合わせた見守りシステム、この横断的な連携をうまく働かせて、医療体制から取り残されている人をどれだけ救えるか。これも異状死の重要な解決策のひとつである。

第七章

世論の高まりこそ大切

多死社会と孤立死

周囲を見回すと、なんとシニア層の単身世帯が多いことか！

戦後の日本はめざましい経済成長のもとに個人主義、女性の社会参加、非婚主義といった新しい価値観が次々に生まれ、個人を単位として人生の生き甲斐を考え、年齢を重ねても自立したライフスタイルを模索するようになった——といった分析を学者たちは論じているが、要するに、夫か妻のどちらかが亡くなってひとり暮らしになっても、子供一家とは別居をしたいというシニアが年々増えたということだ。そこに非婚化も加わって、〝おひとりさま〟という生き方が容認されるようになり、単身世帯が世代を問わず増えている。

二〇四〇年に男性の未婚率が四十パーセントに達するとの予測を発表した国立社会保障・人口問題研究所の調査では、「男性の生涯未婚率が年々高くなっていることは異状死が増える要因の一つになっている」とも分析している（二〇二〇年）。非婚率の高い都市部では、五十代になると男性の在宅孤立死が急激に増え、六十代後半のピーク数は同世代女性の数倍に達している。

しかも遺体発見までの日数は、女性では平均六日なのに対して男性は十二日もかかっている（警察庁データ）。それだけではない、今まで聞いたこともなかった「同居孤独死」という言葉も聞くようになった。同居の家族がいるにもかかわらず、部屋でひとりきりで亡くなるというケースだ。二〇二〇年からの新型コロナウイルスの感染爆発が人と人との絆を薄めてしまい、家庭にとどまる時間が長くなったことも関係あるかもしれない。

日本の年間死亡者総数

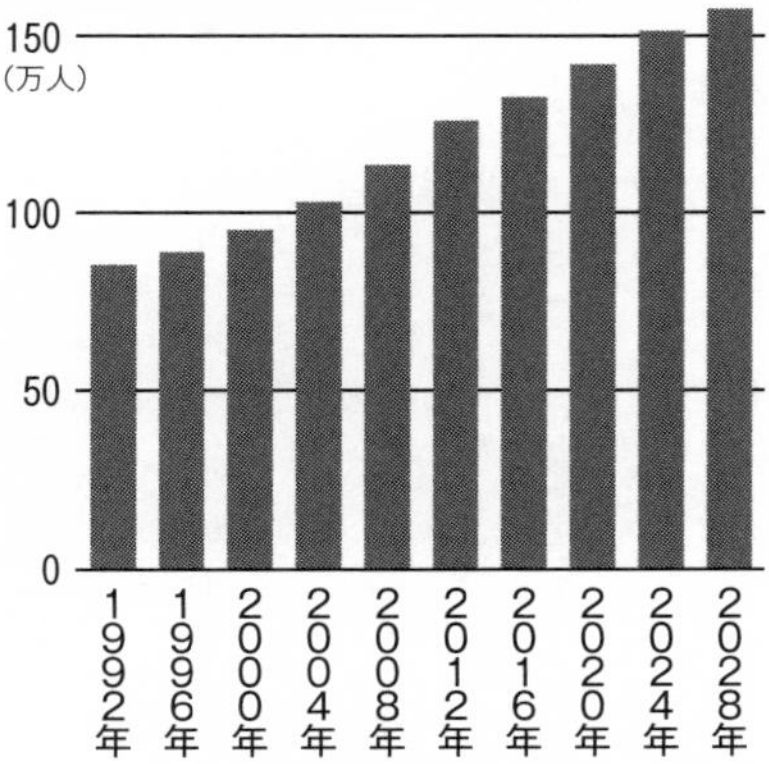

厚生労働省「人口動態統計」などをもとに作成
※2024年以降については推計値

そんな状況の中、二〇三〇年にはいわゆる戦後のベビーブーマーたちが八十歳を超えてくる。多死社会の到来だ。ひと昔前だったら跡取りの長男が結婚すれば両親と同居するか、兄弟姉妹の協力で老いた親の面倒を見るのがあたりまえだったが、昨今は親も子も口にするのは別居希望ばかり。そのため、人口は減り続けているのに世帯数は減らないという現象が起きている。二〇三〇年になると、年間の死者数はおよそ一六〇万人に達し、二〇三九年には一七〇万〜一八〇万人台に迫るとの予想が出ている。

一方、二四九ページの図が示すように、二〇一四年は医療機関での死亡割合が七十七・三パーセントだったが、二〇二〇年になると六十九・九パーセントに減った。その分は、実は老人ホームや介護施設での死亡が増えたのである。こうした現状を踏まえて老人施設での診取《みと》りがスムーズにできるようにするには、人生の終末期を迎えた入居者の健康を医師が管理し、死亡、または死亡が予測できる時は、迅速に医師が対応できるような制度を設けることが望ましい。

異状死を少しでも減らすために私たちができることは、かかりつけ医の確保と救急車を安易に呼ばない覚悟くらいしかないのだが、社会的な努力としては孤立死を防ぐ取り組み、病院での死後CT撮影などAI設備の充実、介護施設や自宅での死後診断の報酬加算など制度の改正を含めていくつかのことが考えられる。今後は、ますますかかりつけ医の役割が重要になってくるだろう。

その一方で、名古屋市立大学大学院法医学分野の青木教授が指摘したように、異状死と

死亡場所別にみた、死亡数・構成割合の推移

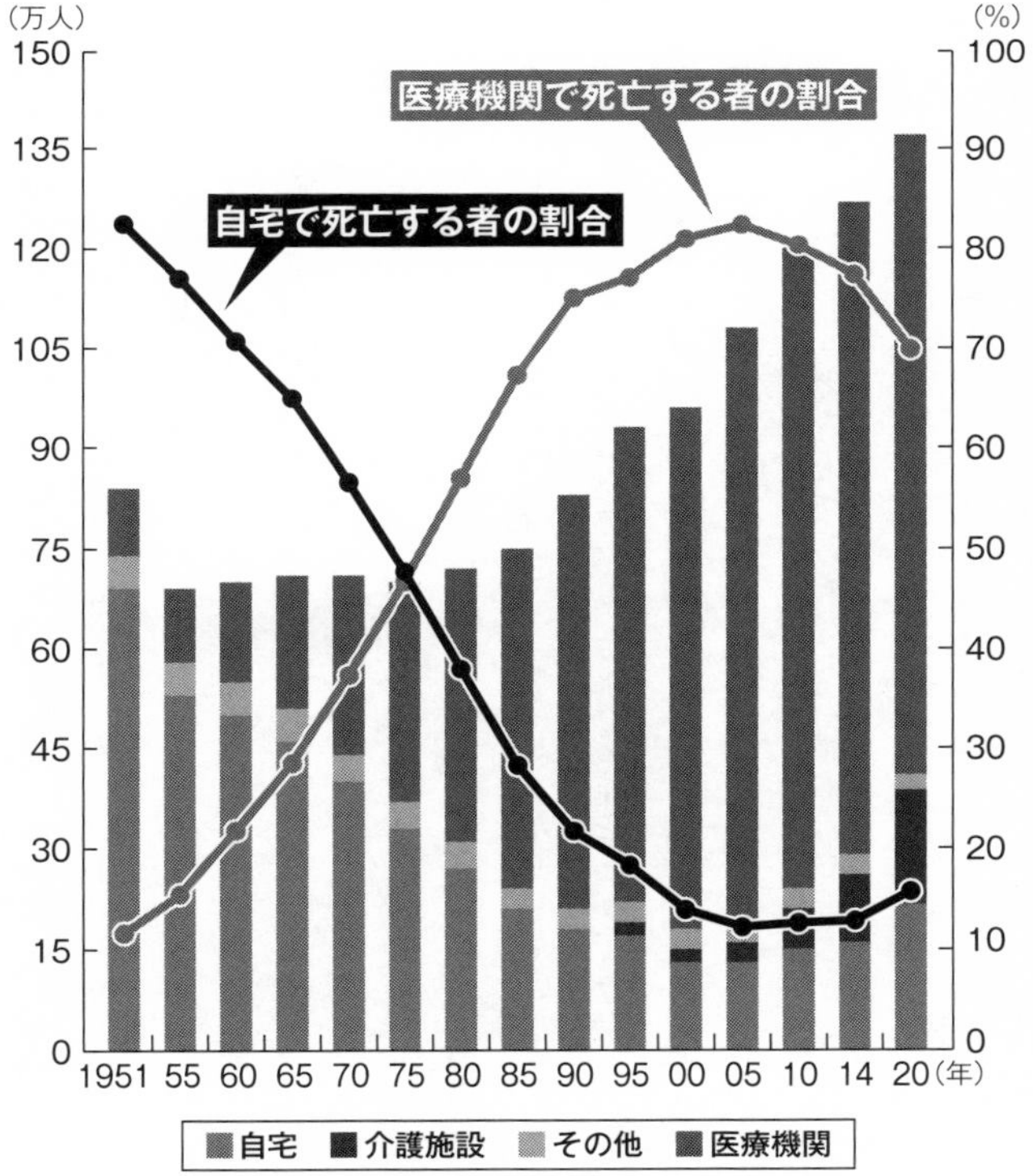

厚生労働省「人口動態統計」より作成
「介護施設」は、「介護老人保健施設」と「老人ホーム」の合計。
「医療機関」は、「病院」と「診療所」の合計。
1990年までは老人ホームでの死亡は、自宅又はその他に含まれる。

いうものが多岐にわたる上に、はっきりしたコンセンサスがないから、警察への届け出を怠ることもあるだろうし、警察もまた犯罪に関係がないとわかればそれ以上の取り調べをあまりしないことも見えてきた。

新しい法律が動き出した

多死社会で静かに広がる孤立死、各地を襲う大規模な災害に巻き込まれた死、サーズ（SARS）や新型コロナウイルスに例をとるまでもない未知の感染症にかかっての死。どのリスクをとっても死因究明のシステムがしっかりしていないと、国民の安全な暮らしは保証されないし、どの地域でも安心して暮らすことができない。何度も繰り返すが、生命が尊重され故人の尊厳までもが大切にされる社会を実現するために、正確な死因の究明や身元の確認は必要不可欠といえる。

そこで少しだけ法律の話をしてみたい。耳慣れない言葉が並ぶけれど、ちょっとの間、ご辛抱を願いたい。

政府が死因究明の制度改革にようやく着手するきっかけになったのは、世間を大きく騒がせた事件が続いたからといわれている。

パロマ製湯沸かし器の欠陥品による連続事故（一九八五〜二〇〇五年）と、二〇〇七（平成十九）年に相撲の時津風部屋で起きた新弟子への陰湿な暴行の見逃しは期せずして日本の死因究明制度のひずみ、もろさ、ずさんさを露呈した。これらのニュースに触れた時、いったい日本の死因究明はどうなっているのかと誰もが不安を覚え、国会では従来の死因究明制度を改善しようという機運が高まった。

そして二〇一一（平成二十三）年に起きた未曾有の大災害、東日本大震災の死者数の多さに検案が追いつかず、またしても死因究明の人材不足や全国共通のデータベースの不備など、問題が明らかになった。そうした中で従来の死因究明制度を改善しようとする流れが加速した。

二〇〇七（平成十九）年、野党の民主党が「非自然死体の死因等の究明の適正な実施に関する法律案」と「法医学研究所設置法案」とを議員立法として国会に提出していたが、二〇〇九（平成二十一）年には与党自民党・公明党が「異状死死因究明制度の確立を目指す議員連盟」を結成して、ようやく国会での質疑が本格化した。その後、与野党で協議をした後、二〇一二（平成二十四）年に「死因究明等の推進に関する法律」（略称は死因究明推進法）と「警察等が取り扱う死体の死因又は身元の調査等に関する法律」（略称は死因・身元調査法）のふたつの法案が成立して、内閣府は死因究明等推進計画を閣議決定した。

その二年後の二〇一四年六月に、「死因究明推進法」は恒久法にはいたらずに失効したが、もうひとつの「死因・身元調査法」は新しい解剖の決まりを取り込んで二〇一三（平成二十五）年から施行されている。「調査法」とも呼ばれるこの法律は、異状死扱いになった場合に警察の判断で解剖をして、死因究明をいっそう推し進めようという趣旨で生まれた。犯罪には関係がないとわかっても、さらなる死因究明のために解剖を行ったほうがよいと思えるケースもあるからだ。そうした場合には、遺族に対してなぜ解剖が必要なのか、どんな意義があるのかをていねいに説明して理解を求めていくことがとても大切だ。

二〇二〇（令和二）年四月には「死因究明等推進基本法」が施行。厚労省には「死因究明推進本部」が設置された。この基本法には死因究明について〝生命の尊重と個人の尊厳の保持につながる〟こと、〝医療である〟こと、〝地域にかかわらず等しく適切に行われる〟ことが理念として掲げられている。また、人材の育成など、現状の問題点を改善するための提案もいくつか盛り込まれている。死因究明等推進基本法の所轄官庁が内閣府から厚労省に移ったのも、専門家の長年の主張と尽力のたまものだといわれている。

自治体ごとの協議会が発足

日本の死因究明のあり方は、多死社会という現状に即して確かに変わろうとしている。ただ、あまりに専門的な議論のせいか広報も少なく、学者や医師や行政の専門家たちが検討を重ねている改善への努力や模索に一般国民はほとんど無関心のままだ。

政府の検討会委員も務めた専門家のお二人に、今後の方向性を尋ねてみた。

「死亡総数の増加にともなって、死因究明をするご遺体が、犯罪死や変死体から犯罪とは関係のない非犯罪死に移ってきているのです。したがってこれからの異状死は診取りが中心になっていくでしょうし、感染症や中毒の監視などにも力点を置いて、死因の統計の正確さを出していかなければなりません。それには医療行為としての死因究明の制度、体制

を充実させる必要があります」(久保真一教授)

「日本では明治以来、捜査機関がすべての異状死を取り扱うというシステムが維持されているので、検視の段階でできるかぎり犯罪の有無を判断しようとします。そのことが逆に、非犯罪死の死因究明がおろそかにされることにつながり、医学的根拠にとぼしい死因診断がなされるという弊害も指摘されてきました。

さらに、異状死の三分の二は病死と判断されています。問題なのは病死の詳しい死因がおざなりになっているので、しっかりした究明が必要だということです。その結果、病死だと思われていたものが、別の死亡の種類(例えば交通事故死など)であったという事例も明るみに出てきて、より正確な統計が得られるということもあるのです。それが新しく施行した基本法の趣旨であるといっても差し支えありません」(青木康博教授)

全国の地方公共団体は、この新制度の趣旨をよく理解した上で死因究明等推進地方協議会を設けることになり、現在その数は四五(二〇二二年七月調べ)にのぼっている。しかし、総理府の政策調査によると協議会を設けたものの、どのような議題を設定し、どう議論を進めればよいのか模索中という自治体がまだ多いようだ。政府が推進している政策に具体的なアクションが起こせるように現場のデータと声を積み上げ、それらを公衆衛生や孤立死の防止につなげるなど、自治体ごとの工夫が望まれる。

世論が後押ししないと変わらない

新しい法整備のもとでは、異状死扱いになった場合でも警察ではなくて医療行為として専門の医師が死因をまず判断してくれるようになるのだろうか?

この点は、まだ時間がかかりそうだ。多死社会における制度の果たすべき役割について、積極的に発言をしておられる久保教授の答えはこうだ。

「これまでも死因究明は医療行為であること、それが多死社会における死因究明のカナメなのだと訴えてきました。しかしなかなか論議が進みませんでした。法の規定がなかったからです。そもそも死因究明の是正が進まない一番の理由は無関心さです。一般的に、死因究明は他人事と思われているからです」

無関心さ……そのとおりだ。私もついこの前まで他人事としか思えなかったし、法改正の動きがあることすら知らなかった。

「立法にあたって議員の皆さんにいくら説明をしても、〝重要性はわかるが、必要性はわからない〟と言われます。とにかく優先順位が低いのです。地方の議員さんは特にそう思っている。そこで、〝二〇二五年には五人にひとりが警察取り扱い死体になりますよ、そうなったら有権者の側から、自宅で病死しても警察取り扱いになるのはおかしいと陳情されますよ〟とまで言ったんですけれどね」(久保教授)

死因究明が私たちひとりひとりにとって有益で必要のものという意識を高め、声をあげていかないことには、現状は何も変わらない。法医学に関わる専門家の多くがこの点を強調する。

東京女子医科大学法医学教室に勤め、災害時や犯罪の被害者をDNAを使って個人識別する研究を行っている若手の多木崇講師は、自身の経験を交えてこう語る。

「まだ法医学の道に入る前、自宅で祖父が誤嚥《ごえん》を起こして亡くなったのですが、その時に警察が介入したことに非常に違和感を持ちました。ご遺族の心理的負担が大きいことは理解できます」

そして次のようにも話す。

「死因を究明することは公衆衛生上も、個人の権利の尊重という観点からも大切なことなのですが、解剖や検査を行うマンパワーも施設も圧倒的に足りません。そうした状況を、少なくとも法医学会から国民に向けてうまくアピールできている状況にありません。そこがとても歯がゆいのです」

――今後、ますます独居シニアの異状死が増えるという予測もありますが、有効的な手立てはないのでしょうか？

「年齢が上がるにつれて、突発的な死因で亡くなる可能性が増えるので、異状死を完全に防ぐのは難しいですね。例えば二十四時間のモニタリングを行って、犯罪とは無関係であることを証明して異状死を防ぐとか、まず医師が検査や解剖をして死因の判断を行い、その過程で犯罪が疑われた時だけ警察が介入をする制度に改めるとか。国民の間で（死因究明改善の）合意が形成されて、行政がそれに応えて公費で検査や解剖の整備を整えていくようにすれば、神奈川県での全額遺族負担の問題などは解消されていくと思います」

また犯罪に関係がない異状死は、詳しい検査や解剖を行わずに死因を外見から判断しているだけのケースが多いので、この点も是正の必要があると指摘する。

二〇二〇年の春から施行された死因究明等推進基本法に掲げられた「個人の尊厳の保持」「地域にかかわらず等しく適切に」「死因究明は医療行為」等の理念が、今後、隅々にまで浸透して実行されれば、日本の死因究明制度は今よりもずっと改善されるだろうし、世界からの信頼も回復すると思っている。そうなるためには、私たちが自分の問題として関心を示し、少しでも議論を広げていかなくては、よりよい法律の改正は難しい。

人材の養成がカギ

今後は県や自治体単位で市民のための死因究明を工夫していくことが大切だと、久保教授は説く。

「私たちが求めるものは、国と地方がともに取り組む制度設計です。全国どこも均一な制度で統一するのは無理がありますから、国は予算だけつけて、あとはそれぞれの自治体の状況に応じて運用をまかせるほうがいい。中身は東京都監察医務院と同等の業務。それを道府県の看板のもとで行うのです。そのためには地方協議会で活発な意見を出し合い、二〇二三（令和五）年から二〇二五（令和七）年までに新規事業の制度設計をつくらないとなりません。人材の養成はもちろん喫緊の課題です」

人材の養成については、二〇二〇年七月に神奈川県庁にひとりの県会議員を訪ねて、監察医制度廃止後の県や市の対応について質問をしたことがある。二〇一六（平成二十八）年の第七回神奈川県定例議会で、県内における死因究明体制の問題点や強化について県知事に質問した小林大介さんだ。この時も今後の運用がうまくいくかどうかは、人材の養成とかかりつけ医の協力にかかっているという話が出た。議会の始まる前の四〇分ほどを面会にあててくれた彼はこう言った。

「以前から神奈川の死因究明についてはおかしいところがいくつもあると思って、ご遺体を検案する施設も視察したし議会でも発言してきました。しかしなかなか是正されません。一地方自治体の問題というより国の問題といった捉え方を知事がしているからです」

——責任を国に押しつけるだけではちょっと無責任ではありませんか？

「確かにそうなんですが、要するに法医学者も警察医もすべて人材不足なのです。それは自治体だけの問題ではありません。全国的に見ても解剖医を目指す学生が圧倒的に少ないのです」

医学を志す学生のほとんどが、生きている人間を相手にして病気を治したり命を助けたりしたいという熱意が強いせいか、死者を相手にする法医学分野には興味を示さないし魅力も感じていないという。死んだ人間こそ医師に正確な診断をしてもらい、なぜ自分が死に至ったかを解明してほしいと願っているはずなのに、なんとも残念である。

二〇二一（令和三）年に総務省行政評価局が作成した「死因究明等の推進に関する政策評価書」にあるアンケート結果を見ても、法医学を目指す学生が増えない理由として、就職の不安、収入面など医師のキャリアとしての魅力不足、研究体制の不十分という三つが上位を占めている。やはり社会的評価も収入面でも魅力を感じるような将来の展望がないと、学生たちはなかなか法医学を志そうと思わないだろう。

そこで、大学の法医学教室で学生たちを指導する立場にある久保教授に再び伺うと、まさにアンケート通りの答えが返ってきて、今後の課題である人材育成について考えさせられた。

「今までなぜ志望者が少なかったかといえば、法医学を学んでも大学に残るくらいしか安定した就職先がなかったし、解剖は汚い、きつい、危険の〝3K仕事〟だというイメージが強かったからです。国はそれを理由にして積極的に法医学の意義を広めてこなかった感があります。国の不作為といえるかもしれませんね。法医学を専攻した医師たちの活躍の場が大学だけでなく研究所や監察医へと、もっと広がるようにすれば、志望者は増えるでしょう」

大学院で法医学を学び、医師免許を持っていても、ほとんどが大学の法医学教室に残っての就職となる。二〇〇二（平成十四）年に、文科省が競争環境を取り入れて、世界と渡り合える水準の大学を育成するため「国立大学法人」化などの施策を閣議決定したことで大学の構造改革が進み、予算や人材も減らされてしまった。それがさらに厳しい就職難につながったらしい。法医学を学んだ学生は、現在でも大学に残る以外は病院勤務か東京都の監察医務院か都道府県の警察に属する科学捜査研究所くらいしか専門性を生かせる進路が見つけにくい。そうなれば若手の向上意欲は湧かず、法医学は敬遠されてしまう。

ただ、最近はテレビドラマの影響か、法医学に興味を持つ学生がわずかながら増えているらしい。

——テレビドラマはそんなに影響があるのですか？

「テレビの力って大きいですね。だから私もそうですが、法医学の先生方は、ドラマ制作にも協力しています。それは法医学に興味を持ってくれる子供たちを増やすためでもあるんですよ」

現在、福岡大学法医学教室の医師三名のうち二名は、どちらもテレビドラマなどの影響を受けて中学生の頃から法医学を志し、希望通り法医になったそうだ。

「最近は、法医学に興味を持つ女子学生が以前より多くなりました。彼女たちは素直な好奇心を抱いて法医学の道を選んでくれます。え、私ですか？ そもそもこの道に入ったのは指導教授から初めての法医学の授業を受けた時、亡くなった方の尊厳を守るという大切なことを教わったからです。これは誰かがしなくてはいけないことだとやりがいを感じましたし、面白そうだとすぐに思いました。ですから、教官は魅力ある授業をやらなくてはいけないんですよ（笑）」

二〇二〇（令和二）年現在、全国の大学法医学教室の人員は常勤医師から大学院生まですべて合計すると五二〇名にのぼる。この数字が果たして十分なのかどうかはわからないが、かなり地域差がある。

女医さんのセカンドキャリア

日本法医学会のホームページを見ると、データを公表し始めた二〇〇七年から比べれば、学生数は確かに微増してはいる。

法医学だけでなく、医学部を志す女子学生も増えている。

文科省が発表した全国の国公私立八十一大学の医学部の合格率は、二〇二一年度に初めて女性が男性を上回った。入学者の半数近くを女子学生が占めている医科大学もあるほどだ。二〇一八年に医学部入試の際の女性差別が問題になり、公平性を重視する方向に是正された成果だろう。それでも日本の女性医師の割合は各国に比べると低く、医師の全体数の二十二パーセントでしかない（二〇二一年度ＯＥＣＤの調査による）。

私はこのニュースを知った時、千葉県松戸市でお目にかかった堂垂《どうたれ》医師の提案を思い出した。

堂垂医師になぜ日本の解剖数は少ないのかと質問すると、人材不足がひとつの要因だとしたうえで、課題を解決するには離職した女性医師のカムバックをもっと応援してはどうかという意見を伺った。彼女たちの再就職の場として、地域の異状死の死因究明もありうるというのだ。

「せっかく医師になっても、残念ながら辞めていく女性医師は多い。それなら辞めた後のアフターケア＝セカンドキャリアをもう少し考えないともったいないです。例えば、ＣＴなどでの死後画像診断とか地域での仕事なら家庭と両立できます。病理や法医学の基礎を一年ほど研修すれば担当可能でしょうから、再就職後もそれぞれの地域で医師の能力を発揮してもらいたいですね」

日本医師会の「女性医師バンク」は、現場復帰の意思がある女性医師に無料で就職先を斡旋《あっせん》している。堂垂院長が話すように、異状死扱いの検案を行う地域完結型の業務も積極的に紹介してほしい。コミュニケーション能力が高く、地道な仕事をきちんとこなす努力型の多い女性医師には向いているのではないだろうか。こうしたセカンドキャリアのあり方は、医師の働き方改革にもつながる。人材の養成についてはあらゆる方面から知恵を出してほしいと願う。

子育てをしながら女性医師が能力を発揮できるよう、一生の仕事として長く活躍できる場にするため、全国の大学病院や総合病院の働き方改革も必要だ。いったんは離職した女性医師の再就職先をコーディネートする事業が、もっと活発に行われるといい。

もちろん、大学同士が連携して医学生や研究者の交流を行ったり、ワークショップの開催などを企画したり、受験する高校生に法医学の魅力を伝える特別プログラムを展開したり、教育の場にも数々の工夫が見られる。また文科省は地域で活躍できる法医学のスペシャリストを養成する目的で、大学が独自に企画したプロジェクトを対象に助成金を出すことも行っている。こうした数々の取り組みが実を結ぶことを期待したい。

さまざまな模索、そして構想

専門家や有識者が提唱しているひとつに、死因究明の先進国のように専門的な法医学の立場から、検案や解剖を指導し実施する独立の機関を設置して、検案にあたる各地の医師が専門機関と連携して死因究明に努めることがあげられる。そうすれば、外見だけ診て死因を決めてしまうような検案は避けられる。このような死因究明システムができてこそ、死者を大切に扱うことにつながるのではないだろうか。

地方ごとに設置された協議会が活発な論議を行うようになれば、今後二～三年以内に道筋だけでも見えてくると期待されている。そうした中、厚労省は二〇二二年の四月からモデル事業を公募。前向きのプロジェクトには助成金を出して試験的に新しい死因究明の突破口にしたい考えだ。

採択予定件数は全体でたったの四件と少ないが、死因究明推進のための新しい提案が、それぞれの試みからどの程度得られるだろうか。

第六章で話を伺った千葉県柏市で、警察の嘱託医も務める志賀元医師は、公募プロジェクトに関して次のように抱負を語る。

「日本の風土の中で、死因究明率の向上につながるほどに行政解剖率を上げることには限界があります。むしろ、次善の手段としての死後画像診断（ＡＩ）率を上げることのほうが効果的だと思います。費用の面でも、ＡＩは行政解剖の十分の一程度ですし、今回の制度ではＡＩ検査の積極的な実施に国から助成金が支払われるとのことなので、一～二パーセントにとどまっている現在の実施率を、五十パーセント近くまで向上させることは可能ではないでしょうか。私の担当する柏市では、ＡＩ検査を施行する病院、比較的若くてやる気のある警察嘱託医はそろっています」

――解剖よりはまずＡＩの推進であると。

「ただ、問題となるのは現場の警察官の負担増です。現在の異状死体の検分は、地元警察の刑事課が担当しています。本来なら重大犯罪に向き合う刑事課員が、犯罪と関係のないご遺体の処置に忙殺されることは本末転倒といえるでしょう。ちなみに、柏市では年間に四百から五百体の異状死体が発生しています。その半数程度にＡＩ検査を実施するためには、年間千五百から二千時間の労働量、すなわち正規職員一人の一年分に近い仕事量が必要となるのです。ＡＩ検査を行う目的でご遺体を搬送するためには、二人の刑事課職員が最低でも三時間程度かかりきりにならなくてはなりませんから。一般市民の目線で考えると、警察が犯罪と関わりのないご遺体のことで時間を取られ、奔走していていいのかという疑問が生まれますよね」

――警察の方々にとっても実現可能な具体的な方策を考える必要があるのですね。

「まず警察にとって無理のない形を作ることです。彼らの本来の業務を損なうことがないような、ある意味独創的な制度設計が求められます。これからも千葉県警と千葉県医療整備課と千葉大医学部法医学教室、そしてわれわれ千葉県医師会が協議した上で、具体的に話を進めたいと思っています」

——官・医・学・警の連携ですね。

「基本的な制度構築に参画するためには、自分自身がトップランナーになって先走る必要があるのです。だからまず走り始めることが重要だと思っています。そして、一つの地区でモデル事業を軌道に乗せられたとしても、別の地区に普及する際には、今度は医師会レベルのハードルが生じるはずです。地域性というより、方法論的な変革を望まない人たちが一定程度存在するはずですから。それでも取りあえず走り始めること、同時に時間がかかったとしても走り続けること。この二つが求められているといえます」

専門家や有識者による提唱のひとつに、死因究明の先進国のように専門的な法医学の立場から、検案や解剖を指導し実施する独立の機関を設置して、検案にあたる各地の医師が専門機関と連携して死因究明に努めることがあげられている。

独立した専門機関の試案は、日本法医学会が二〇〇九（平成二十一）年に「日本型の死因究明制度の構築を目指して」とした提案がもとになっている死因究明センター（仮称）の構想である。

組織の中に三つの中核的なセクションを設ける。そのひとつが検案・解剖で、これは県の医師会と各大学の法医学教室に属する医師と法医が連携して行う。司法解剖は法医学教室が担当するが、その他の解剖についての必要性は従来のように警察が決めるのではなく、検案にあたった医師が決める。

二つめは検査のセクションだ。検案や解剖の結果得られた試料をもとに、死因究明に必要なさまざまの検査を実施する。本来はセンターの中に検査施設を設置することが望ましいが、大学の法医学教室の施設を活用するなどフレキシブルに運用していく。そして三つめは事務・管理セクション。ここではあらゆる業務のコーディネートと管理を担当して、それぞれのセクションが円滑に業務を行えるように取り計らう。その中には、葬儀社との連携から医師会や大学法医学教室が行う一般への広報活動に対する協力も含まれている。

福岡県の試案では、独立した専門機関の業務内容は、現在の東京都監察医務院とほぼ同様だが、財源は国と地方が持ち寄って運営する。そのようにすればセンターの業務結果は、厚労省を通じて国の行政に反映されるし、警察や検察から独立した、医療行為としての死因究明が実現できるという。

現行の死因究明の制度において大きな課題のひとつは、全国の地域格差をなくすことである。福岡県での構想のように、全国にある国立、公立、私立の大学医学部を拠点にして、監察医務院の制度を参考にしながら地域の死因究明のあり方を改善していくことが早急に求められている。人間が生まれる時はどの自治体も手厚く支援をしているのに、人間が死ぬ時は冷ややかだ。当面は東京都二十三区や大阪市、神戸市で機能している監察医制度を手本にして、自治体ごとに運営や死因究明の方策を模索していくのが現実的なのかもしれない。

日本の死因究明の方向性は、地方ごとに設置された協議会の活発な論議を経て、今後二〜三年以内に道筋だけでも見えてくると思われる。

ところで、最近よく耳にするようになったのが、「ACP（Advance Care Planning）」とか「人生会議」という言葉である。自分が人生の終末期にどのようなケアを望むかを、元気なうちから家族やかかりつけ医や介護のチームと一緒に、繰り返し話し合い、その意思を確認し合い、自分に合った処方を共有していくプログラムだ。平たくいえば「どんなふうに死んでいきたいか」を周囲の人たちと日頃からともに考えておくこと。それはとりもなおさずどう生きるかにつながっているし、死者の尊厳を大切にしてもらいたいという希望でもある。元気なうちに、はっきりした意思を家族やかかりつけ医や友人たちにも伝えておくことが異状死をなくすことにつながっていくのではないだろうか。

国民もほとんど無関心で、知らないことが多すぎる異状死の現状や死因究明に関する法律や制度。多くの人々が、自分事として関心を寄せるようになれば、制度の整備にも弾みがつく。

死者にも尊厳はある

私たちは、ふだんから「死者にも尊厳はある」とか「死者の尊厳をないがしろにしてはいけない」と考え、また話題にしているけれど、生きている人間の幸福追求権同様に、死者は尊厳を追求する権利があるのだろうか？

私はこの質問を、参議院法制局長を務め、退職後に大学で立法学を教えていた伊藤誠さんに聞いてみた。すると「法律的には」と前置きして、「死者は幸福を追求するための行動がもはやできないから、死んだ後も尊厳や幸福の追求権があるとは考えられない」という解釈になると説明してくれた。

——でも、生きている人間の幸福追求権のように憲法で定めてなくても、死者に敬意を払わなくてはならないってことは、社会のルールみたいなものでしょう？

「実際、死者への敬意を忘れてはいけないという心得は、死体解剖保存法の第二〇条に書かれている。その上で警察の検視、専門医による検案、解剖という死因究明の一連の作業も行われているはずですよ」

――つまり、もう慣習法になっているのでしょう？

「そう。故人をおとしめたり中傷することは、遺族や関係者に不快感を与えたり傷つけたりする。ということは、生きている我々が嫌がることは故人も嫌がるだろうし悲しむだろうと、誰もがごく自然に考えているわけ。故人をないがしろにすれば、ご遺族や関係者への配慮を欠くだけでなく、自分の立場が悪くなることも無意識に認めていますからね」

ところで、大学の医学部では二年次に行う初めての解剖実習の際に、学生たちはまず死者に対する礼儀と敬意を習うと聞いたことがある。どこの大学でも解剖室の入退室に際しては、教授も学生も必ず一礼し、解剖中は私語を慎み、不遜《ふそん》な態度をとるようなことをしてはいけない。どんな腐乱死体や欠損死体であっても解剖後はきちんとていねいに縫い合わせ、きれいに全身を洗って整え、ご遺族のもとへ送り返す。こうした教育が全国の医学部でなされているそうだ。

久保教授が話す。

「私が医学生のころ、『屍は師なり』（原語はラテン語。Mortui Vivos Docent）という言葉が解剖室に貼り出してありましたよ。死んだ方にメスを入れるということは、その方からいろいろ教わるということ。ですから始める前には手を合わせて、〝今から解剖をさせていただきます〟と挨拶をする。そして心の中で合掌して〝よろしくお願いします〟という気持ちで解剖するのです」

医学生たちは遺体を解剖して初めて人体の神秘に触れてその構造を学ぶのだろうし、献体を申し出た見知らぬ方への感謝と敬意を実感しながら実習を受けているはずだ。

二〇二二年に起きた献体のずさんな管理に対して遺族と兵庫医科大学の間でトラブルが発生し、遺族が神戸地裁に提訴したという記事を読んだ。訴状によれば、二〇一四年に父親の遺言によって献体をしたが、翌年解剖実習を済ませた後もご遺族に何の連絡もしないまま火葬し、しかも六年半、遺骨をそのまま放置していたという。

そのことを知った遺族が、大学側の管理責任を問う意味で提訴した背景には、献体を申し出た父親の好意も死者の尊厳も損なわれたという心情が色濃く反映している。大学側は不手際を詫びて再発防止を約束したようだが、どこかで死者をモノ扱いしてしまった感はいなめない。

この例をあげるまでもなく、死者がないがしろにされていると遺族が不満を抱くことは往々にしてある。例えば警察の検視のやりかたであったり、葬儀社のずさんな遺体の扱い方であったりする。異状死となって検案されたところ、知らない間に遺体が解剖されて戻ってきたなどは言語道断である。

国籍を超えた死者への配慮

死者の尊厳に配慮した心温まるエピソードを最後に記そう。

二〇二一年の十一月に長崎市内で、私が何度か言葉を交わしたことがある一人のフランス人女性が七十四歳で亡くなった。独居中の在宅死だった。翌日に約束のあった友人が、昼過ぎに電話をしても出てこないので不審に思い合鍵で部屋の中へ入ると、「こんこんと寝入っているように見えた」という。そこで肩先に触れてみたところ、頭ががくっと垂れ、驚いて救急車を呼んだ。

救急隊員によって死亡が確認されると所轄の警察から担当刑事がすぐにやってきて、発見者の友人に事情聴取をした。その結果、日本にもフランスにも身寄りがいないことがわかり、警察は戸惑った。遺族からの死亡届も出されず、遺体の引き取り先も不明なら無縁仏扱いとなる。そこで、室内からパスポート、通帳、印鑑、現金など必要なものを集め、市役所とフランス領事館の協力をあおいで国をまたいでの煩雑な手続きが始まった。遺体は警察署がいったん引き取り、検案が行われた。死因は持病の不整脈による心不全だろうと死後診断が下った。

亡くなったアンヌマリーさん（私たちは「モニクさん」と呼んでいた）は日本文化に憧れて二〇一〇年に来日。以来「自分の居場所をようやく見つけた」と話すとおり長崎市に永住する希望を持ち、市内の大学に通う一方、弓道と居合術を熱心に学んでいた。いつも作務衣を着て地元商店街を歩く姿は、女性ながら古武士のような雰囲気があった。

さて、フランスでの親族捜しやパスポート返還などの手続きを待つ間、友人らは簡単な葬儀とお別れ会をしたいと再三、市役所や警察に懇願した。そして二週間後。どのような行政判断が働いたかはわからないが、友人たちの願いどおり死者への尊厳が理解されて特別許可が下りたのだった。

そのおかげで、警察署にお坊さんを呼んで簡単な葬儀を済ませ、火葬場でのお別れもすることができた。その後、生前彼女が自身のパワースポットと呼びこよなく愛していた長崎市の諏訪神社の境内に関係者が参集。遺骨になったとはいえ、彼女は今まで自分を見守ってくれた街並みと友人たちとひと時を過ごせた。国籍を問わず、死者に示された温かな配慮。私はそのことを知り、心がほっこりした。

先日、第一発見者の友人から朗報が届いた。それによると多くの関係者の奔走で、モニクさんのご遺骨は、諏訪神社が管理する納骨堂に入るか、または故人の望み通り長崎の海に散骨できるかもしれないという。

亡くなっても生前と変わらぬ友情や愛情を持ち続けることで、死者は新たな存在となって私たちの心に戻ってきてくれる。生者と死者が思い出を大切に共有し合うことが、死者への尊厳の基本ではないだろうか。

全国どこで生が尽きても、誰もが平等に扱われてほしい。この願いの先にあるのは日本の死因究明制度の整備であることは言うまでもない。

あとがき

「はじめに」に記したように、本書は異状死（病院や自宅で、確実に診断された内因性疾患で死亡した以外の、すべての死）の遺族になると、どれほど面倒なことが待ち受けているかという体験談から入り、日本の死因究明制度の現状についてまとめた一冊である。

犯罪に関係なくても異状死扱いになった場合は警察が介入する。だが、遺族の立場からすると、警察には申し訳ないのだが、まず医師の手に委《ゆだ》ねたいと強く感じるのである。言うまでもなく、ヒトの死は医師による人生最期の医療行為によって決まるのであり、警察の捜査とは別物だ。

そのためには、死因究明制度のさらなる整備が必要なのだが、国民の医療制度全般や警察の役割の見直し、人材の養成、財政面での政府のバックアップなど、課題は山積みでそう一筋縄ではいきそうもない。厚生労働省や文部科学省の指導のあり方にも、そして私たち国民の死生観や文化にも関係する手強《てごわ》い問題だ。

私が日本の死因究明について取材を始めたのは、異状死扱いされた遺族のやむにやまれぬ気持ちを多くの方にお伝えしたいと思ったからだ。そのため本書では多くのご遺族に協力をお願いした。それぞれの異状死の状況を伺うと、自分もほぼ似たような戸惑いと違和感を共有していることがわかった。ヒトはこんなにもあっけなく死んでしまうのかとア然とする中、警察の事情聴取や検案の対応に追われた。異状死について今まで他人事と思い情報や知識を得る機会を逃していたことを大いに反省もした。本書で専門家が提言するように、目前に迫る多死社会を考えると政府にはいっそう医師による「診取《みと》り」が広まるよう、死因究明制度の整備をしていただきたい。そうすれば、異状死の現場の風景もかなり変わると期待する。

誰にも突然起きる異状死や、日本の死因究明の制度がいったいどうなっているのかを知っていただくために、法医学の専門家の方々、そして在宅支援医療に携わる臨床医の先生方から多くのご指導を頂いた。特に福岡大学法医学教室の久保真一教授には、細やかなご対応を頂いた。現場からの貴重な提言は、どれも日頃の活動ぶりのたまもので含蓄が深い。どの方も、真摯《しんし》に現状の問題点や将来の構想を語ってくださった。その熱意とご協力に改めて感謝を申し上げたい。

医師という職業についておられる方々は実に個性的であり、ご自分の哲学と使命感をもって生者同様死者にも向き合っておられる。単に病状を診るのではなく、〝人間の医学〟を掲げて患者と向きあう医療従事者＝町医者の存在が、どれほど私たちを勇気づけているのかを実感し、感銘を受けた。(私も、信頼できるかかりつけ医に巡りあいたい)

また、メールのやりとりで知恵を授けてくださったり、本書の趣旨に沿った取材先を紹介してくださった方々にも深く感謝を申し上げる。参議院法制局長を務めた幼な友達からは法制度面から多くの教示を受けた。多大なご協力を頂いた皆様のお名前は、巻末に掲載し感謝を申し上げる。異状死の遺族となり、解けない知恵の輪をいつまでももてあそんでいるような気分になっていた私を、出版に導いてくださった小学館ポスト・セブン局の弥久保薫さん、編集担当の鈴木亮介さんにもお礼を申し上げたい。

今、資料で膨れ上がった数冊のファイルを片付けながら、「ほんの少しでも日本の死因究明の問題に迫ることができたのだろうか？」と自問している。記述に説明不足や考え違いの点があれば、すべて筆者自身の至らなさであり、ご教示をいただきたい。

改めて感じているのは、亡くなった人々はいつまでも私たちの記憶や思い出話や遺品とともに生き続けているということだ。取材の間、私は母や父や親族を生きていた時よりもずっと身近に感じ、その声や表情や言葉を何度も自分の中で反芻《はんすう》した。おそらく異状死の体験を語ってくださったすべてのご遺族も同様の感慨をお持ちだと拝察している。そして、「イジョウ死」という聞き心地の悪い言葉に代わる名称がないものかという気持ちも……。

東京都監察医務院のホームページに、「監察医務院は人生最期の医療行為として、死者の尊厳を守り公衆衛生に寄与する」という趣旨の一節がある。死因究明は死者の尊厳を守るためでもあり私たち生者のためでもある。誰もが平等に安心して暮らし、心置きなく〝人生を卒業〟できる社会を目指して法整備が前進するよう願わずにはいられない。

今後も、日本人の死のひとつの様態である異状死について多くの方々とさらに学び、語り合う機会をつくり、政府が取り組んでいる制度改善の行方を大いなる関心を持って見守りたいと思っている。

二〇二二年秋

平野久美子

参考資料一覧

○書籍　雑誌

「『人間の医学』への道」永井友二郎　人間と歴史社
「日本の死体　韓国の屍体」上野正彦　文國鎭著　青春出版社
「死因不明社会」海堂尊　ブルーバックス　講談社
「女性の死に方　解剖台から見えてくる『あなたの未来』」西尾元著　双葉社
「警告　検屍官ケイ・スカーペッタシリーズ vol.10」パトリシア・コーンウェル著　相原真理子訳　講談社文庫
「面白くて眠れなくなる解剖学」坂井建雄著　ＰＨＰ研究所
「おひとりさまの最期」上野千鶴子著　朝日文庫
「在宅ひとり死のススメ」上野千鶴子著　文春新書
「死体は今日も泣いている　日本の『死因』はウソだらけ」岩瀬博太郎著　光文社新書
「日本人の死因の不都合な真実」岩瀬博太郎、柳原三佳著　ＷＡＶＥ出版
「死体格差」山田敏弘著　新潮社
「川崎市におけるＡｉの現状と死因究明に対する私的構想」岡野敏明　ＩＮＮＥＲ ＶＩＳＩＯＮ ２０１４年１月号
「日本の死因究明制度」吉田謙一　辻村（伊藤）貴子　vol.５・２０１０・９　東京大学法科

大学院ローレビュー
「死因・身元調査法に基づく解剖の実施状況について」千葉医学91：1〜8、2015
「《死者の尊厳》の根拠　下からの死者倫理の試み」宗教哲学研究　第36号昭和堂
「法と政治　日本の死因究明の向上に向けて」松原英世　関西学院大学
「我が国の検死制度――現状と課題」中根憲一著　国立国会図書館調査及び立法考査局編
「コロナ禍における『ひきこもり生活』がもたらす心理的影響」斎藤環　日本労働研究雑誌
2021年4月号
「法律のひろば　No.6」令和2年6月号　株式会社ぎょうせい

○**報告書など**
「死因究明等推進基本法の施行に関する質問主意書」提出者　早稲田夕季　令和元年十二月二日提出　質問一二三号
「神奈川県議会会議録」
平成24年　第三回定例会9月25日−07号
平成24年　第三回定例会9月26日−08号
平成24年　厚生常任委員会　3月6日−01号
平成26年　第三回定例会9月11日−03号
平成30年　第三回定例会　12月7日−14号

「死因究明等推進計画検討会（第1回）」厚生労働省
「第5回孤独死現状リポート」一般社団法人日本少額短期保険協会 孤独死対策委員会
「死因究明等推進計画検討会（第1回）会議議事録」令和2年7月31日厚生労働省
「大阪府死因調査等協議会意見取りまとめ」大阪府死因調査等協議会　委員一同　平成30年2月
「令和2年横浜市在宅医療・看取りに関する調査」　横浜市医療局
「東京都監察医務院　令和2年版事業概要」東京都監察医務院
「厚生労働行政推進調査事業費補助金 地域医療基盤開発推進研究事業 死因究明等の推進に関する研究　令和2年度総括研究報告書　研究代表者　今村聡」令和3年3月　厚生労働省
「死因究明等の推進に関する政策評価書」令和3年3月　総務省行政評価局
「死因究明等推進地方協議会運営マニュアル」厚生労働省　令和4年3月版

○論文

「Incidence and Characteristics of Bath-related Accidents」by Masaru Suzuki, Takuro Shimbo, Toshiharu Ikaga and Shingo Hori『Internal Medicine』58,2019

○資料提供及び取材協力

医療法人社団実幸会　いらはら診療所　苛原実

手賀の杜クリニック　志賀元
出口外科眼科医院　出口雅浩
医療法人社団緑星会　どうたれ内科診療所　堂垂伸治　山田陽子
医療法人社団健明会　西村内科循環器科　西村健司
渡邊醫院　渡邊良
名古屋市立大学大学院医学研究科法医学分野教授　青木康博
福岡大学医学部法医学教室教授　久保真一
元東京大学大学院工学系研究科教授　多比良和誠
東京女子医科大学法医学教室講師　多木崇
長崎大学生命医科学域　腫瘍外科学教授　永安武
テレビ神奈川報道部　青木博道

○**取材協力**
芦澤明子　伊藤誠　稲見公仁子　岩崎徹也　小泉昭　小林大介　斎藤健一
笹原みどり　原恵子　平山一則　安村美佐子　横山雅子　Nathalie Lacour

○**撮影**　平野久美子

平野久美子［ひらの・くみこ］

東京都出身。学習院大学仏文科卒業。編集者を経て執筆活動へ。学生時代から各国を巡りその体験を生かして多角的に日本との関係をテーマとしている。『淡淡有情・日本人より日本人』（小学館ノンフィクション大賞）、『水の奇跡を呼んだ男』（産経新聞出版）（農業農村工学会著作賞）、『テレサ・テンが見た夢・華人歌星伝説』（ちくま文庫）、『トオサンの桜・台湾日本語世代からの遺言』（産経NF文庫）、『つなぐ命　つなげる心　東京大空襲を乗り越えて』（中央公論事業出版）、『台湾世界遺産級案内』（中央公論新社）など。ジャンルにとらわれずユニークな視点と綿密な取材で作品を発表している。日本文藝家協会会員、（社）「台湾の世界遺産登録応援会」顧問。

編集：鈴木亮介

異状死
日本人の5人に1人は死んだら警察の世話になる

二〇二二年 十月四日　初版第一刷発行

著者　平野久美子
発行人　鈴木崇司
発行所　株式会社小学館
〒一〇一－八〇〇一　東京都千代田区一ツ橋二ノ三ノ一
電話　編集：〇三－三二三〇－五九八二
　　　販売：〇三－五二八一－三五五五

印刷・製本　中央精版印刷株式会社

Printed in Japan ISBN978-4-09-825437-8